Das Wohlfühl-Buch für Hunde

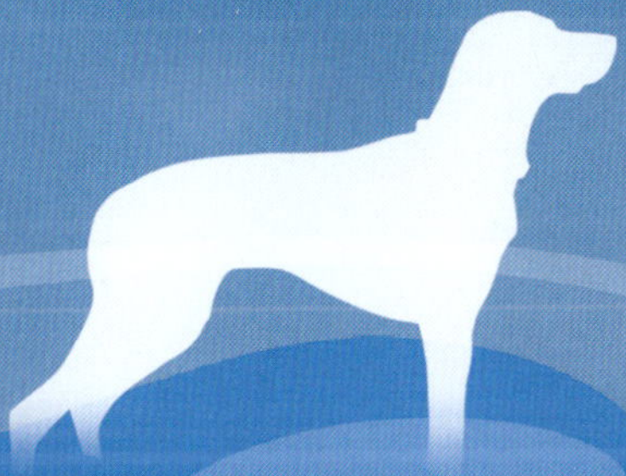

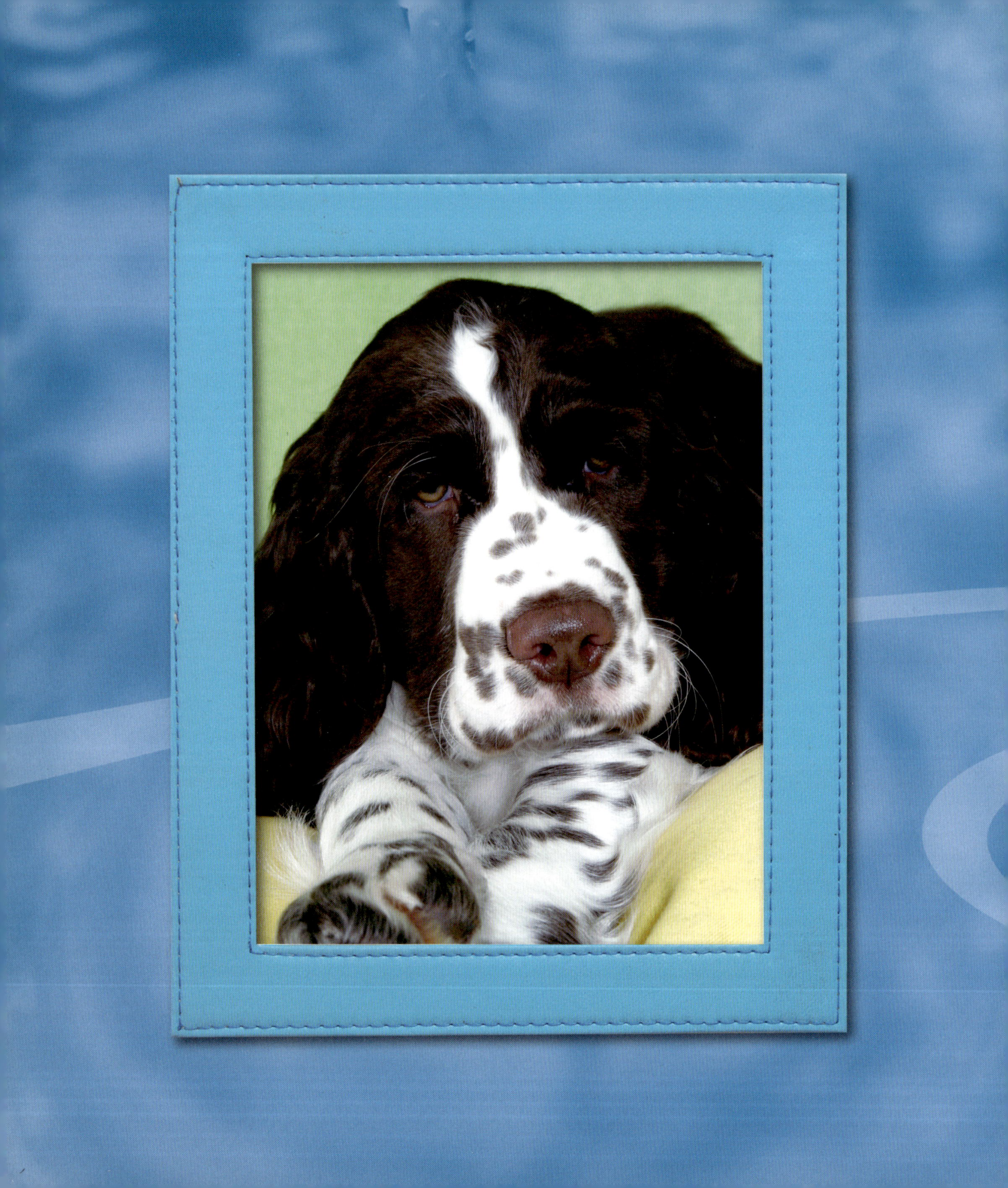

KATRIN BLÜMCHEN

Das Wohlfühl-Buch für Hunde

Wellness und Entspannung für jeden Tag

CADMOS

Inhalt

Gestaltung und Satz: Ravenstein + Partner, Verden
Titelfoto: Christiane Slawik
Fotos ohne Bildnachweis: JBTierfoto
Lektorat: Anneke Bosse
Druck: AV + Astoria Druckzentrum, Wien

Deutsche Nationalbibliothek – CIP-Einheitsaufnahme
Die Deutsche Nationalbibliothek verzeichnet diese Publikation in der Deutschen Nationalbibliografie; detaillierte bibliografische Daten sind im Internet über http://dnb.ddb.de abrufbar.

Printed in Austria
ISBN 978-3-86127-873-3

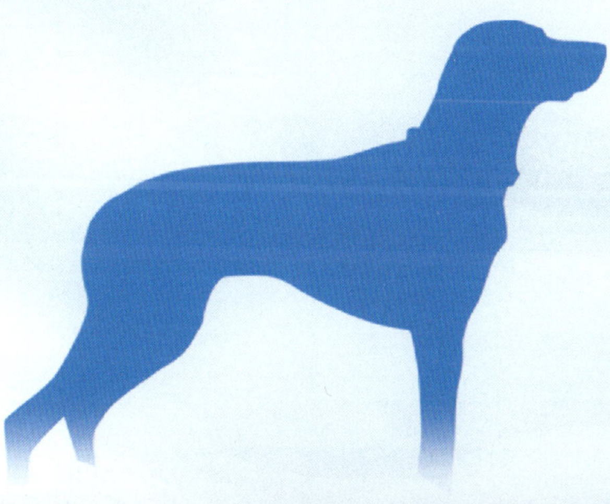

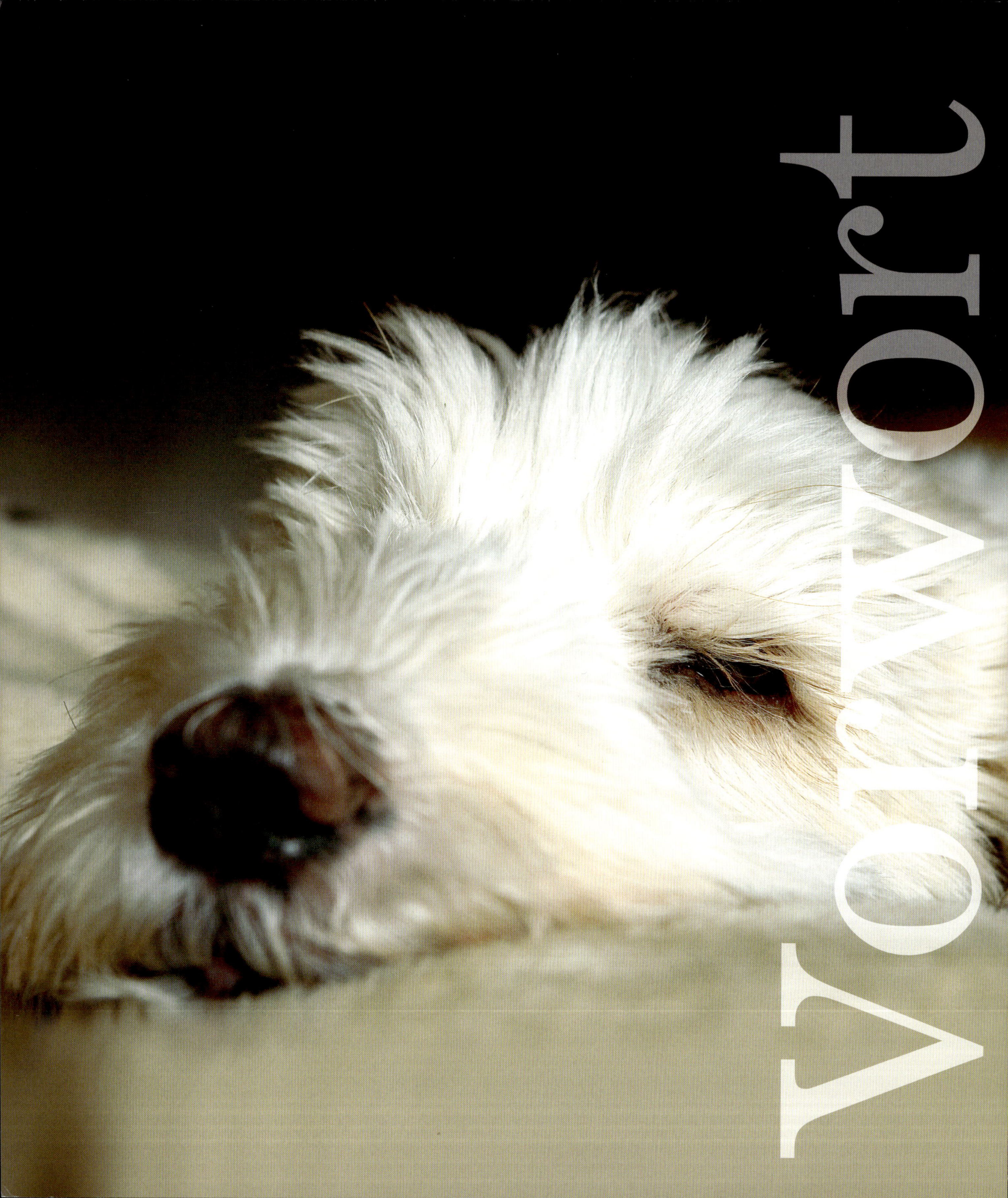

vorwort

Probier's mal mit Gemütlichkeit,
mit Ruhe und Gemütlichkeit
jagst du den Alltag und die Sorgen weg (...)

Der bekannte Bär Balu aus dem Dschungelbuch, Freund von Panther Baghira und Findelkind Mowgli, wurde mit diesem Song berühmt. Ruhe und Gemütlichkeit stehen auch in unserer heutigen Zeit wieder hoch im Kurs. Wellness und Relaxen, entspannende Wochenendtrips und gesunde Ernährung sind Themen, die uns stark beschäftigen.

Aber wie sieht es mit Wellnessstunden für unseren geliebten Vierbeiner aus?

Ideen für den Hundesport, für Aktivitäten und Beschäftigungsmöglichkeiten für und mit unserem Hund finden sich in jedem Zeitschriftenregal, in jeder Buchhandlung.

Aber ist das Gegenteil nicht genauso wichtig? Gemeinsame Wellnesszeiten und ruhige Stunden – jedes Lebewesen benötigt beides, sowohl die körperliche und geistige Auslastung als auch die Ruhe danach. Der zweite Teil ist ein oft vernachlässigter Bereich. Hunde wie Menschen, die immer nur powern, sind irgendwann im wahrsten Sinne ausgepowert, körperlich erschöpft. Gönnen Sie sich und Ihrem Hund die andere Zeit. Eine Zeit, um Atem zu schöpfen und die Sinne zu beruhigen.

Gemütlichkeit ist das Zauberwort. Schaffen Sie Wellness pur – gemeinsam mit Ihrem vierbeinigen Liebling.

Gemeinsame Wellnessstunden fördern das Gefühl für den eigenen Körper, den Zusammenhalt und das Vertrauen zwischen Ihnen und Ihrem Vierbeiner. Durch die entspannte Beschäftigung schaffen Sie eine wichtige Basis für das allgemeine Wohlbefinden und die Ausgeglichenheit Ihres Hundes. Zelebrieren Sie diese Ruhestunden regelmäßig. Sie werden merken: Nicht nur Ihr Hund, auch Sie selbst werden entspannter und können den Alltag gelassener meistern.

Ich wünsche Ihnen, dass Sie und Ihr Hund viel Freude mit dieser Mitmach-Lektüre haben werden – und vor allem, dass Sie gemeinsam die Ruhe genießen können!

Ihre
Katrin Blümchen, im August 2009

Ein wichtiger Hinweis

Alle hier im Buch vorgestellten Wellnessmethoden sind für den gesunden Vierbeiner bestimmt. Ihr Hund wird entspannt, beruhigt und Sie können wunderschöne, gemütliche Stunden zusammen mit Ihrem Vierbeiner erleben.

Wenn Sie einen kranken Hund Ihr Eigen nennen, fragen Sie Ihren Tierarzt um Rat, ob diese Wellnessanwendungen für Ihr Tier geeignet sind. Obwohl es sanfte Methoden sind, müssen Gegenanzeigen auf jeden Fall beachtet werden, um eine Verschlechterung der Erkrankung zu verhindern und auszuschließen.

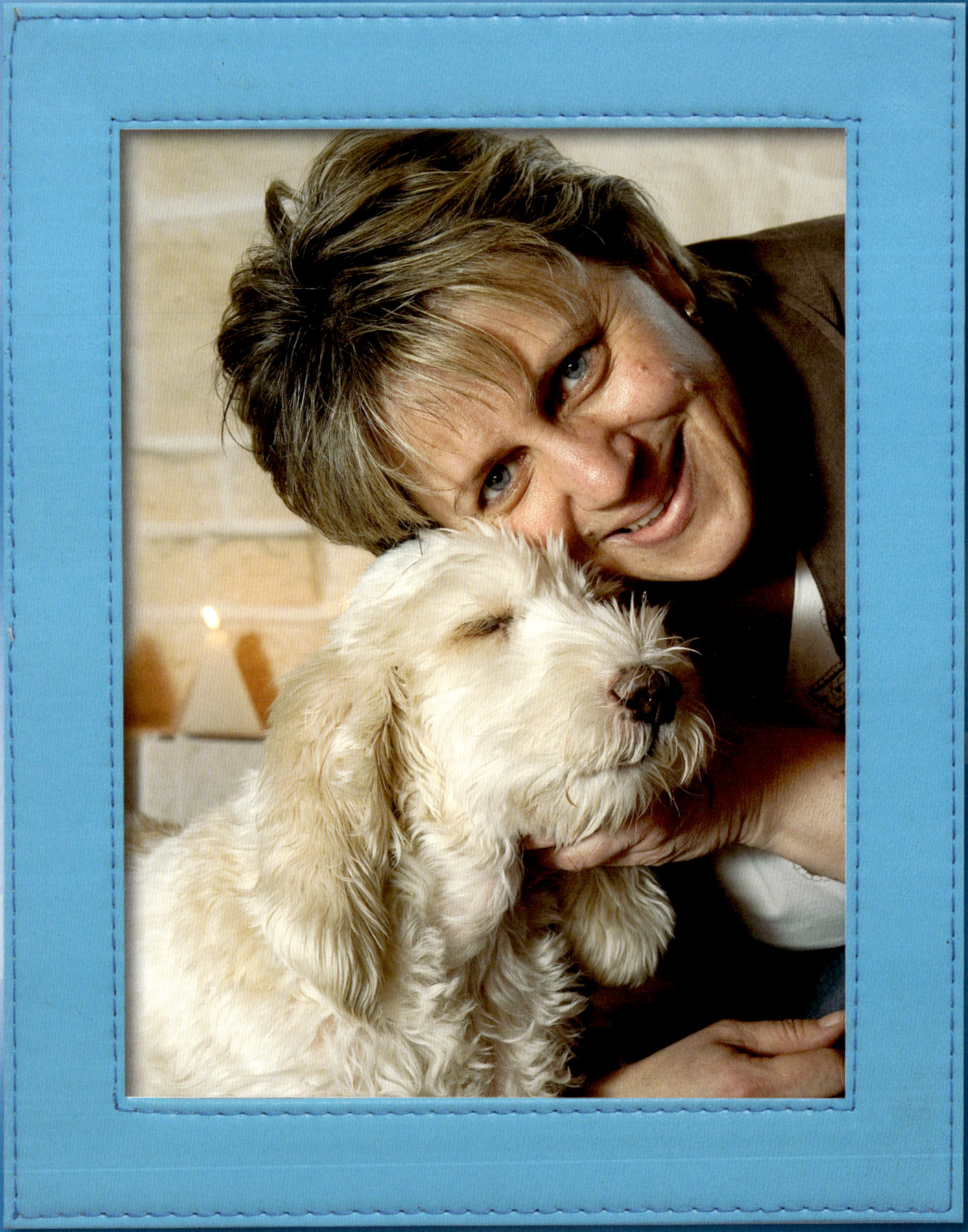

Streicheleinheiten für die Seele

Ruhe, Gemütlichkeit und Wellness haben in unserer hektischen Zeit einen hohen Stellenwert. Jeder denkt mit Freude an Ruhepausen und an den Feierabend. Auch unser Partner mit der feuchten Nase möchte nicht nur Aktivität, Sport und lange Spaziergänge. Die ruhigen Stunden – zusammen mit Ihnen – schätzt er ebenso. Wenn nicht sogar noch mehr, da das Gefühl für den eigenen Körper und das Wohlbefinden enorm gesteigert werden. Gemeinsame Wellnessstunden schaffen eine tiefere, vertrauensvollere Bindung zwischen Ihnen und Ihrem Hund. Das Tier erfährt eine emotionale Entspannung; gerade ängstliche, nervöse und hyperaktive Hunde werden ruhiger und ausgeglichener. Die Stresstoleranz erhöht sich.

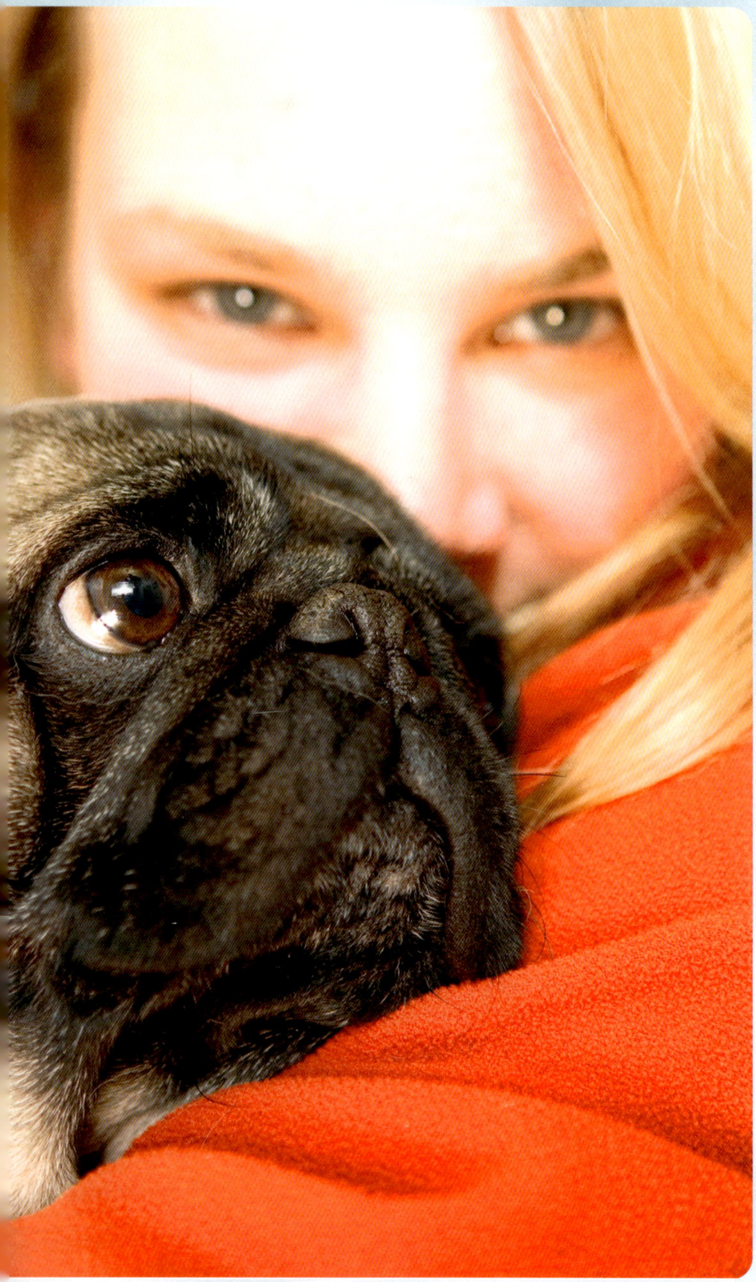

Gemeinsame Wellnessstunden schaffen eine innige, vertrauensvolle Bindung.

Nicht nur der reife, ältere Vierbeiner kann sich entspannen. Je früher der Hund in seinem Leben die Gemütlichkeit erfährt, desto intensiver wird sich Ihr gemeinsames Zusammenleben gestalten.

Vergessen Sie für die nächsten Stunden die so aktuelle Sportlichkeit mit Ihrem Hund, das Beschäftigen der grauen Zellen. Sprechen Sie die emotionale, seelische Seite Ihres Tieres an und werden auch Sie zufriedener.

Jeder Hund kann lernen, sich zu entspannen, unabhängig von Alter, Rasse und Temperament. Streicheln Sie die Seele Ihres Tieres. Ihr Leben und der Zusammenhalt werden bereichert und verschönert!

Leben noch weitere Menschen mit in Ihrem Haushalt? Weitere Tiere, egal ob Hund oder Katze? Beziehen Sie alle mit ein in die Gemütlichkeit. Auch kleine Kinder können schon für kurze Zeit entspannen und aktiv zur Ruhe kommen. Nicht nur die Bindungen zwischen Hund und Mensch vertiefen sich, auch zwischenmenschliche werden gefestigt und vertrauensvoller.

Wohlfühlatmosphäre schaffen

Schließen Sie einmal Ihre Augen, nehmen sich fünf Minuten Zeit und kommen Sie zur Ruhe. Was assoziieren Sie ganz persönlich mit Gemütlichkeit? Sind es das kuschelige Bett, warmer Kerzenschein, die dampfende Tasse Tee oder eher die leise Musik, das flackernde Kaminfeuer und die warmen Füße?

Bedenken Sie: Ihre eigene Entspannung überträgt sich auf Ihren Vierbeiner. Fühlen Sie sich unwohl, stehen Sie unter Zeitdruck, wird auch Ihr Hund nicht zur Ruhe kommen.

Der Inbegriff von Gemütlichkeit: ein flackerndes Kaminfeuer.

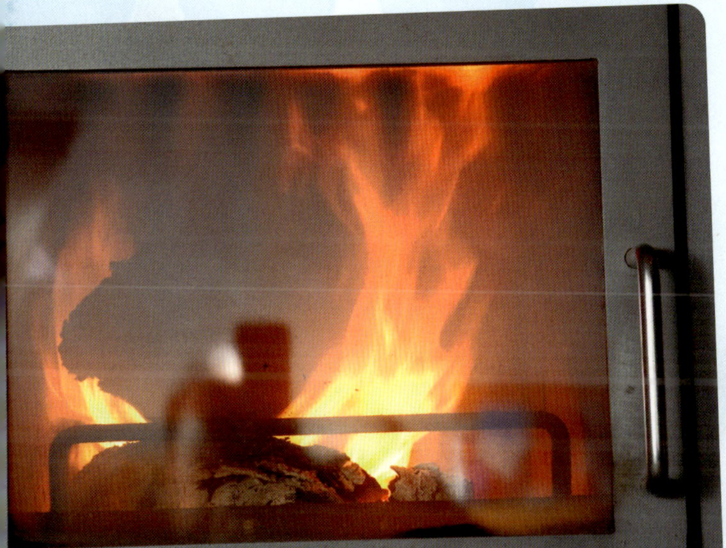

Ruhe, Geduld, Zeit und Einfühlungsvermögen sind wichtige Grundsteine Ihrer gemeinsamen Wellnesszeiten.

Es ist ganz wichtig, dass beide Partner – Mensch und Hund – lernen, sich fallen zu lassen und zu entspannen. Ungeduld und ein innerer Zwang zur Ruhe sind fehl am Platz und führen nicht zu dem gewünschten Ergebnis. Zuerst sollte der Mensch versuchen, zur Ruhe zu kommen. Allein die Vorbereitung und die Vorfreude auf gemeinsame Wellnessstunden bringen Entspannung und Gelassenheit.

Der Weg ist das Ziel: Erwarten Sie nicht immer die perfekte Entspannung in kürzester Zeit. Allein die körperliche Nähe mit Ihrem Hund bringt Erholung und Ruhe.

Beste Tageszeit

Wann ist Ihre bevorzugte Ruhezeit? Stehen Termine an? Ideal sind Ruhestunden am späten Nachmittag oder Abend, wenn es draußen schon dämmert und der Hund bereits seinen Spaziergang hinter sich hat. Versuchen Sie nicht, unter Zeitdruck eine gemütliche Stunde einzurichten. Das klappt nicht. Versuchen Sie auch nicht, Ihren Hund zur Ruhe zu bringen, wenn das Mittagessen vor der Tür steht, der Briefträger im Anmarsch ist oder im Haushalt ein ständiges Kommen und Gehen herrscht.

Müde? Das ist die richtige Zeit für entspannende Stunden.

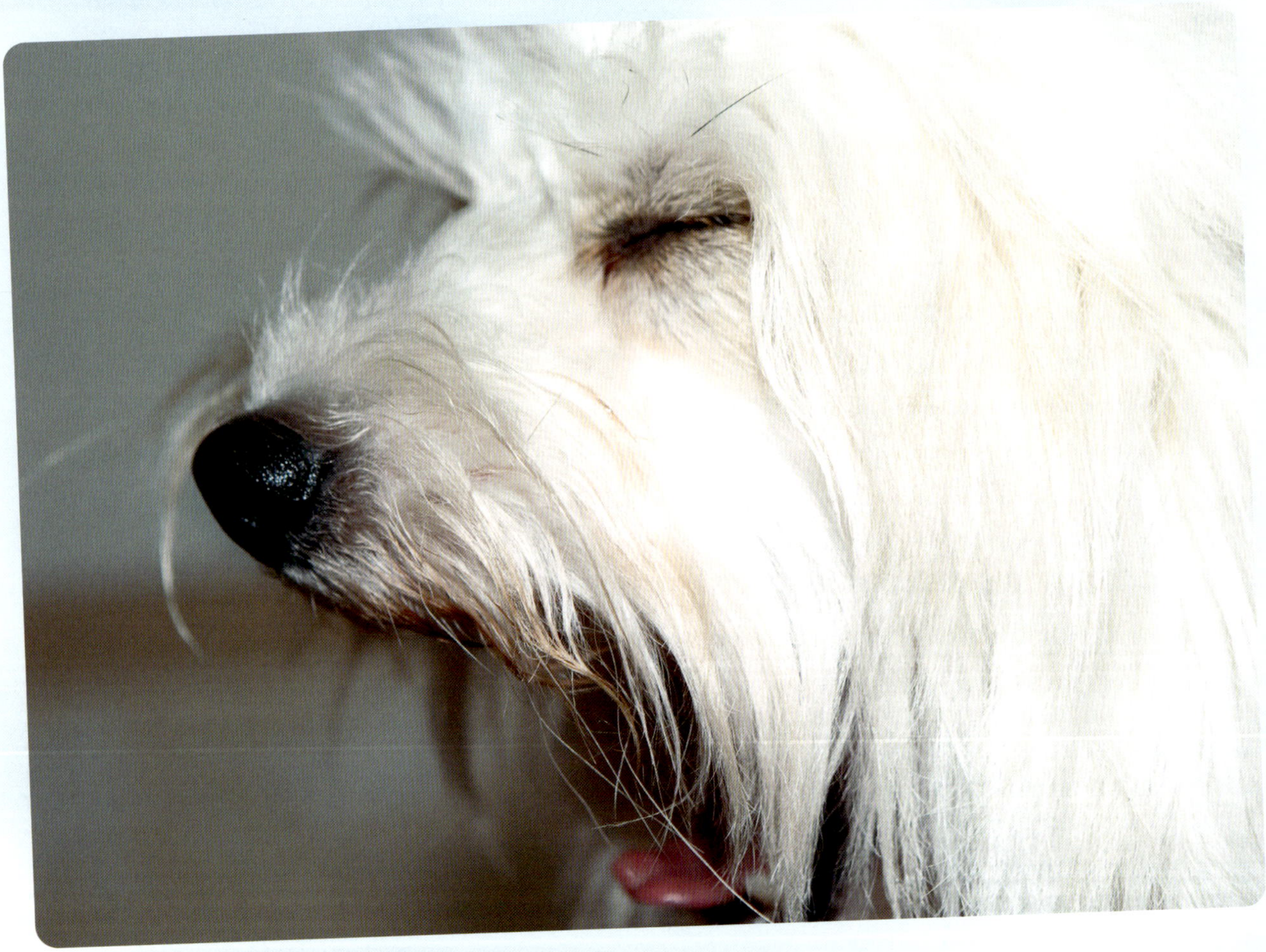

Ideal sind Wellnessstunden in der Dämmerung am späten Nachmittag oder Abend. Beachten Sie die gewohnten und bevorzugten Ruhezeiten Ihres Hundes.

Legen Sie Ihre Uhr beiseite. Wellness entsteht nicht in einer bestimmten Zeitdauer. In wenigen Minuten kann die Entspannung manchmal viel tiefer sein als in stundenlang erzwungener Ruhe.

Und gehen Sie gemütlich an die Zeiten heran. Viele Vierbeiner werden zu Beginn keine lange Ausdauer zur Entspannung haben. Dies entsteht erst im Laufe der Zeit. Es ist auch für den Hund ein Lernprozess. Hier benötigen Sie Geduld und Einfühlungsvermögen.

Aber selbst der quirlige Jack Russell Terrier und der arbeitswütige Border Collie werden zur Ruhe kommen. Vielleicht dauert es einfach etwas länger als bei einem eher phlegmatischen, älteren Rottweiler.

Zeit und Ruhe tragen maßgeblich zum Gelingen Ihres Wellnesstages bei!

Wohlfühltemperatur

Welche Raumtemperatur als ideal und wohlig empfunden wird, ist individuell verschieden und sollte von Ihnen auf Ihr Tier abgestimmt werden.

Hunde haben ein unterschiedliches Wärmeempfinden, verschiedene Vorlieben und Abneigungen. Liegt Ihr Hund am liebsten unter der warmen Decke oder neben der Heizung? Oder sucht er kühle Stellen im Haus auf? Stellen Sie sich diese Fragen und versuchen Sie dann, das ideale Raumklima zu schaffen, das aber auch Ihnen behagt.

Kurzhaarige Tiere lieben meistens die Wärme: Dobermann, Staffordshire-Terrier und Dalmatiner sind oft wahre Frostköttel. Neufundländer, Husky oder ähnliche Rassen und Mischlinge haben dagegen oft eine hohe innere Hitze und mögen die Kälte.

Wählen Sie die Raumtemperatur so, dass Sie und Ihr Hund sich wirklich wohlfühlen.

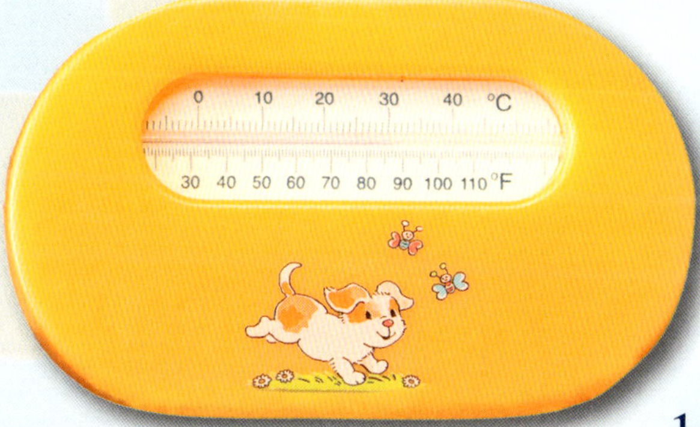

Der Raum der Sinne

Eine behagliche Atmosphäre kann mit wenigen Handgriffen und Mitteln geschaffen werden. Folgen Sie Ihren persönlichen Vorlieben und Abneigungen bei der Gestaltung. Wenn Sie keine Aromen riechen mögen, lassen Sie sie fort. Bei regelmäßig zelebrierten Wellnessstunden wird sich schnell herauskristallisieren, was für Sie persönlich so richtig gemütlich ist.

Tipp

Im Handel gibt es mittlerweile preiswerte Tisch- und Wandkamine, die mit Bioethanol befeuert werden. Die sanfte Wärme und der flackernde Feuerschein schaffen Gemütlichkeit pur.

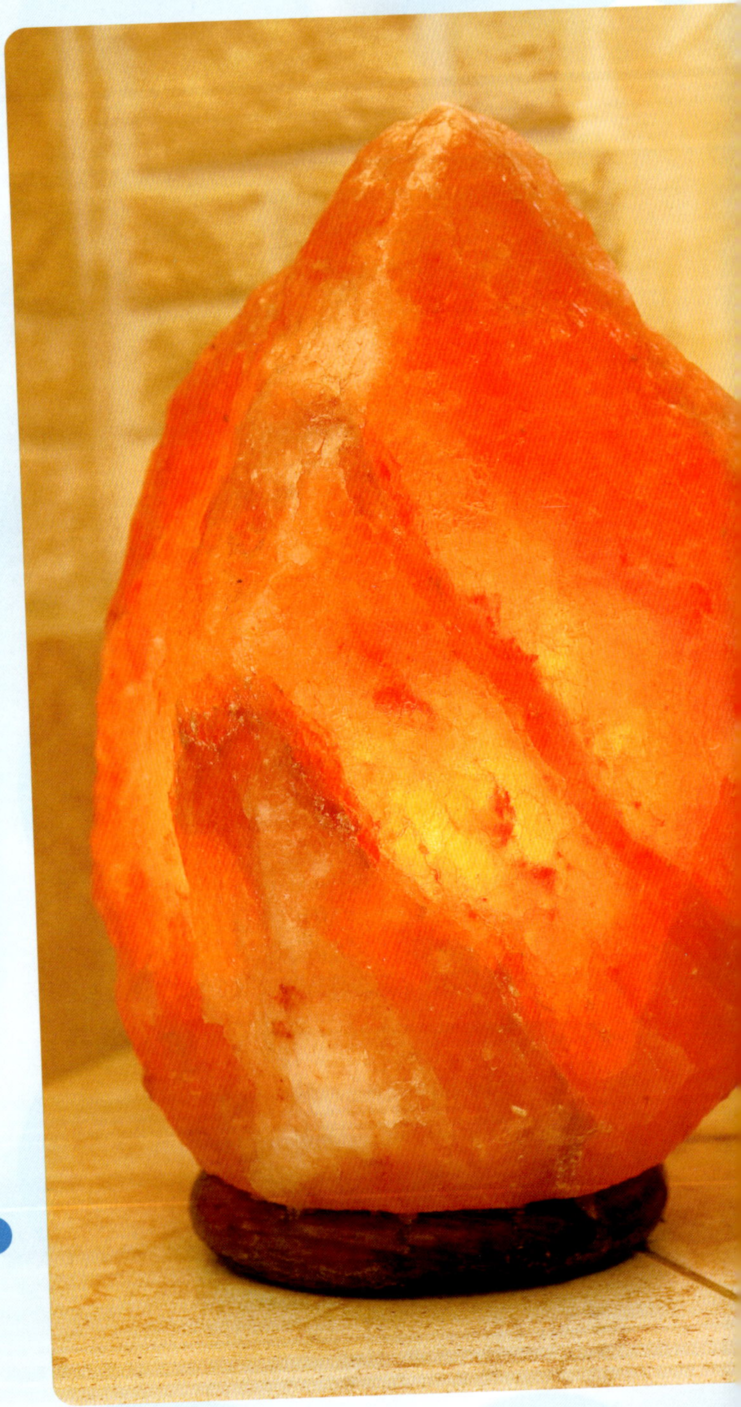

Gemeinsame Wellnessstunden schaffen eine innige, vertrauensvolle Bindung.

Ihr Hund kann nur wirklich entspannen, wenn auch Sie zur Ruhe kommen. Mit Zwang oder innerem Druck Ihrerseits wird es nicht gelingen.

Suchen Sie sich einen Raum ohne Fernseher, Telefon oder Durchgangsverkehr. Dunkeln Sie ihn leicht ab und zünden Sie eine Kerze an.

Tipp

Eine Salzkristalllampe verschönert Ihr Zuhause auf besondere Weise. Durch die Wärme eines Teelichts oder einer Glühbirne werden Ionen an die Raumluft abgegeben. Hierdurch wird das Raumklima verbessert und die Atmung erleichtert. Das warme, aprikotfarbene Licht wirkt entspannend auf Körper und Seele.

Durch leise Entspannungsmusik im Hintergrund wird es Ihnen und Ihrem Vierbeiner leichter fallen, loszulassen und zu entspannen. Im Handel gibt es eine breit gefächerte Auswahl – nehmen Sie zum Beispiel klassische Musik, Meditationsmusik oder einfach Ihre Lieblingslieder. Vermeiden sollten Sie Meeresrauschen mit Delfinstimmen, denn dies wird Ihren Hund eher in Aufregung versetzen. Mittlerweile gibt es auch schon spezielle Entspannungsmusik für Hunde. Vielleicht probieren Sie diese einmal aus.

Eine dicke Wolldecke oder mehrere Lammfelle auf dem Boden sind gemütlicher, als wenn Sie sich mit dem Hund zusammen auf das Sofa zwängen. Zwingen Sie Ihren Liebling nicht, er wird von selbst näher kommen und ruhiger werden. Zu Beginn kann es sein, dass er aufgeregt und stürmisch auf Sie zurennt und toben möchte. Verhindern Sie diese Tobespiele und versuchen Sie mit leichten Berührungen, langsam und rhythmisch durchgeführt, Ruhe in Ihr Temperamentbündel zu bringen.

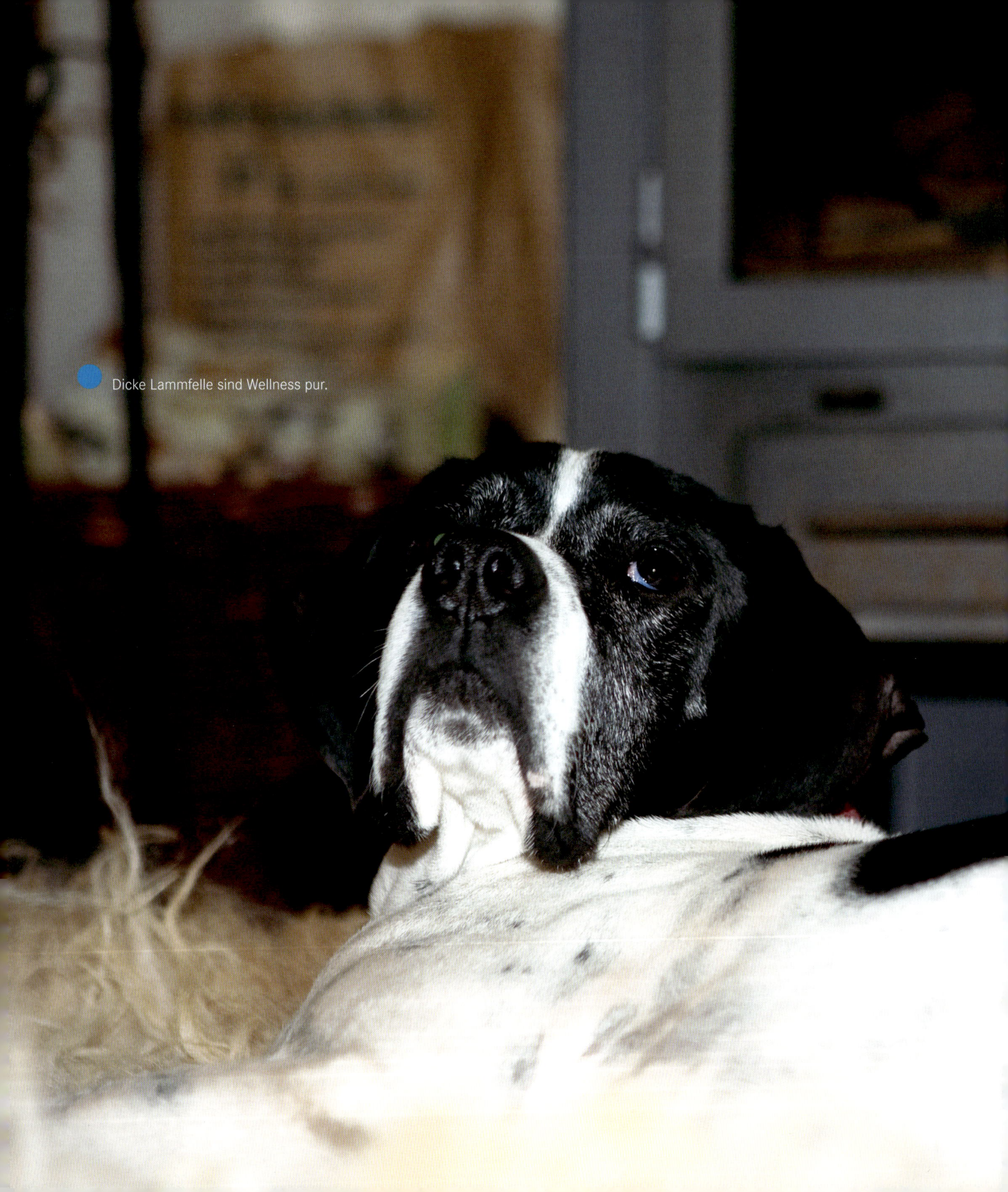

Dicke Lammfelle sind Wellness pur.

Zehn gemütliche Tipps

- Kerzenschein und gedämpftes Licht schaffen eine heimelige Atmosphäre.

- Das aprikotfarbene Licht eincr Salzkristalllampe entspannt und beruhigt.

- Nehmen Sie ein warmes Schaumbad oder trinken Sie in Ruhe eine heiße Tasse Tee, bevor Sie die gemeinsamen Wellnesszeiten beginnen. Ihre eigene Entspannung überträgt sich auf Ihren Hund.

- Wenn Sie einen Kamin haben: Heizen Sie ihn ein.

- Zeit zur Muße heißt: Stellen Sie Ihr Telefon ab. Keine Termine und kein Zeitdruck sollen Ihre Wellnesszeiten überschatten.

- Leise Musik im Hintergrund ist beruhigend und entspannt die Seele.

- Gestalten Sie Ihre Wellnessoase mit einem Lammfell vor der Heizung oder dem Kamin.

- Warme Socken oder Hausschuhe wärmen von den Füßen bis in die Seele.

- Beziehen Sie Ihre Familie mit ein. Zelebrieren Sie regelmäßige Wohlfühltage mit allen zwei- und vierbeinigen Familienmitgliedern.

- Bewahren Sie Ihre Individualität. Was dem einen entspannend erscheint, ist für den anderen genau das Gegenteil.

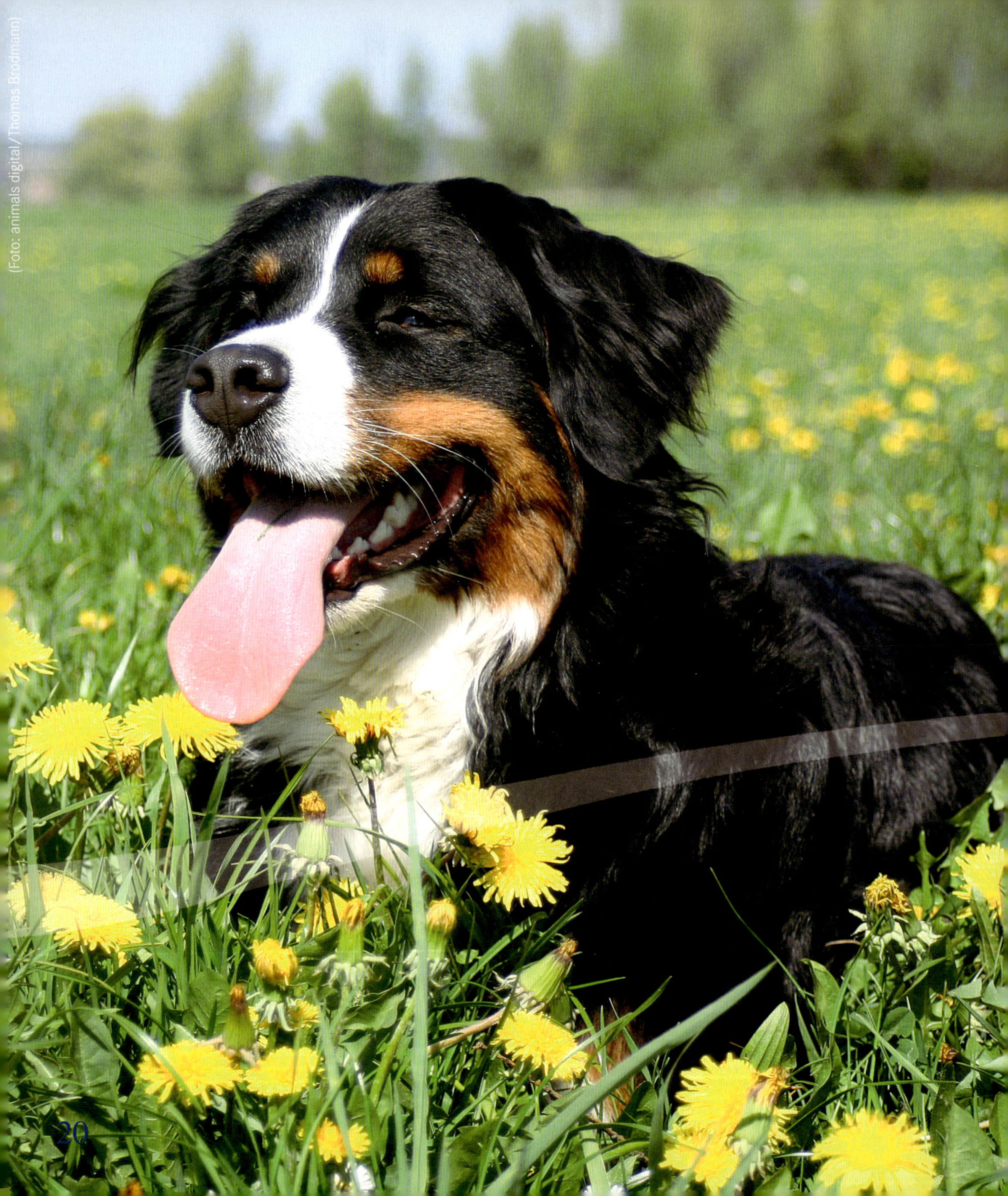

(Foto: animals digital/Thomas Brodmann)

Einmal tief Luft holen, bitte

Atmung und Psyche hängen eng zusammen. Viele Redewendungen verdeutlichen dies: Es hat mir den Atem verschlagen, eine atemberaubend schöne Situation, eine erstickende Atmosphäre, seiner Wut Luft machen, den Dampf ablassen. So beschriebene Situationen sind zumeist schön oder schrecklich.

In allen Hochkulturen war man sich der Bedeutung des Atems bewusst. Die alten Griechen setzten die Begriffe Pneuma und Odem sowohl mit Atem als auch mit Geist und Seele gleich.

Auch bei unseren Vierbeinern sind Atmung und Psyche eng miteinander verbunden. Ist Ihr Hund aufgeregt, gestresst oder nervös, fängt er an zu hecheln. Im Tierarztwartezimmer und in anderen Stresssituationen wird die Atmung schneller und abgehackter. Ein körperlicher Schmerz löst ebenfalls oft ein Hecheln aus, und ein plötzliches Unwohlsein lässt den Hund die Luft anhalten.

Wie ist es denn bei uns Menschen? Erinnern Sie sich an folgende Situation: Sie liegen voller böser Vorahnung auf den Schmerz, der da gleich kommen mag, auf dem Zahnarztstuhl. Sie sind verspannt und verkrampft, die Beine sind übereinander geschlagen, die Finger umklammern die Armlehnen. Die Atmung geht stoßweise, setzt zeitweise ganz aus. Und nun kommt der erwartete Schmerz.

Wissen Sie, was passiert, wenn Sie versuchen, sich bewusst zu entspannen? Wenn Sie versuchen, durch Atemtechniken Ruhe in den Körper zu bringen? Der Schmerz wäre Nebensache, leichter auszuhalten und bei Weitem ein nicht so intensives Gefühlserlebnis.

Probieren Sie es aus, der nächste Zahnarztbesuch kommt bestimmt.

Die Hechelatmung kann auch ein Zeichen von Stress oder Schmerz sein.

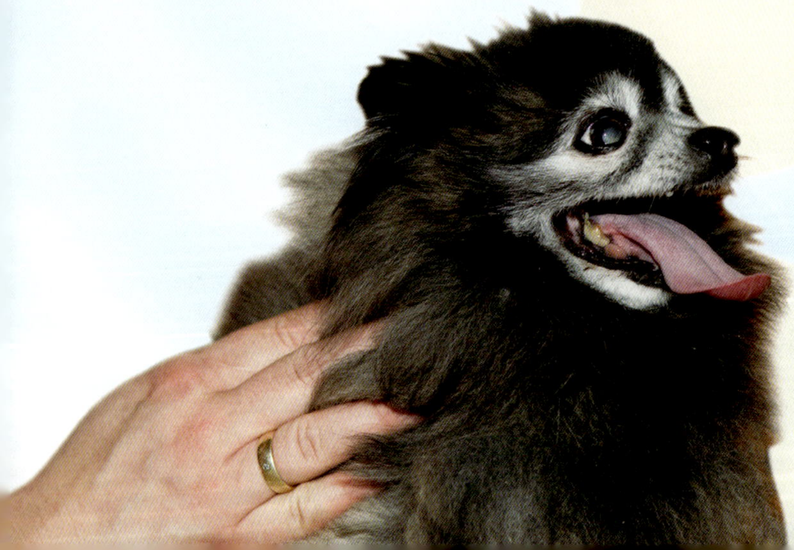

Richtige Atemtechniken bewirken eine intensive körperliche Entspannung.

Nicht anders ist es bei unserem Vierbeiner. Auch der Hund erwartet verkrampft, ängstlich und nervös die Spritze des Tierarztes. Er krümmt sich ebenso wie wir Menschen krampfhaft zusammen, wenn der Bauch schmerzt. Eine bewusste oder unbewusste Entspannung nimmt auch ein wenig von der Verkrampfung und damit etwas von dem Schmerz in den Eingeweiden.

Natürlich ist die Atemtherapie kein Schmerzmittel. Dennoch kann mit ihrer Hilfe eine Schmerzlinderung erreicht werden, einfach bedingt durch eine allgemeine körperliche Entspannung.

Der Weg des Atems

Bevor Sie sich mit Ihrem Hund zu einer entspannenden Atemtherapie zusammenkuscheln, sollten Sie eine Trockenübung als ersten Versuch durchführen. Hierdurch verstehen Sie leichter, wie gut und ausgeprägt die Wirkung dieser kleinen Therapie ist.

Legen Sie sich gemütlich auf eine dicke Decke, auf die Couch oder ins

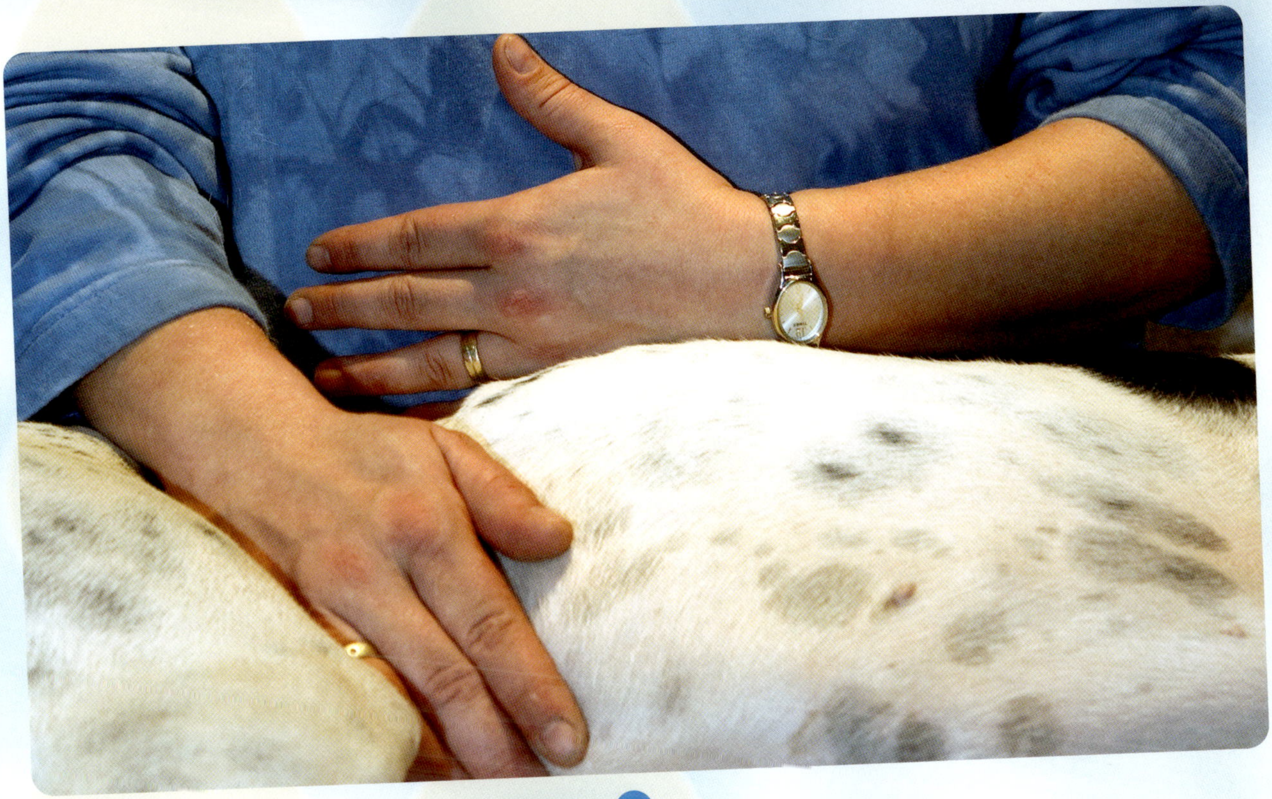

Hände auf die Bäuche und einfach nur spüren, was passiert – so gehen Mensch und Hund gemeinsam den Weg des Atems.

Bett. Schließen Sie die Augen und legen Sie beide Hände auf den Bauch.

Nun versuchen Sie, alle Gedanken aus Ihrem Kopf zu vertreiben, und warten ab.

Sie fangen an, Ihren Atem ganz bewusst zu spüren. Sie werden ruhiger, entspannen sich und verkrampfte Muskeln werden lockerer. Die Atmung wird langsamer, tiefer und ruhiger. Sie werden spüren, dass immer mehr Atemluft in Ihre Hände gelangt. Die Bauchdecke hebt sich stärker, der Atem wird in die unteren Lungenbereiche und den Bauch gelenkt.

Diese Wirkungen werden auch bei unserem Vierbeiner eintreten. Und das, obwohl der Hund nicht verbal aufgefordert werden kann, in die aufgelegten Hände hineinzuatmen. Das Tier reagiert ausschließlich auf unseren Körperkontakt.

Diese Atemtechnik kann auch gemeinsam durchgeführt werden. Mensch und Hund können zu zweit eine wunderschöne Zeit erleben.

Unsere Atmung wird wie die Tätigkeit des Herzens und anderer innerer Organe durch das sogenannte vegetative Nervensystem gesteuert. Dieser Teil des Nervensystems arbeitet autonom, ohne unser bewusstes Zutun. Dennoch können wir die Atemtätigkeit in einem gewissen Rahmen beeinflussen, indem wir zum Beispiel die Luft anhalten, die Tiefe der Atemzüge oder die Atemfrequenz verändern.

Kleine Einführung in die Hundeanatomie

Beim Atmen des Hundes gelangt die Luft durch die Nase in die Mundhöhle und von dort weiter an den Kehlkopf. Hier kreuzen Luft- und Speiseröhre. Daher hat der Kehlkopf einen Verschlussmechanismus, der verhindert, dass der Hund bei der Nahrungsaufnahme Luft schluckt.

Auf ihrem weiteren Weg in Richtung Lunge fließt die Luft durch die Luftröhre, wo sie erwärmt, befeuchtet und von kleinen Staubpartikeln befreit wird. Oberhalb des Herzens teilt sich die Luftröhre in die beiden Stammbronchien auf, von denen aus der rechte und der linke Lungenflügel versorgt werden. Die Verästelungen werden dabei immer feiner und enden in den sogenannten Alveolen, den Lungenbläschen. Hier findet der eigentliche Gasaustausch statt: Sauerstoff gelangt aus der Luft in das Blut, während aus dem Blut Kohlendioxid in die Ausatemluft abgegeben wird. Der Sauerstoff wird für das Überleben und Funktionieren jeder einzelnen Körperzelle benötigt. Muskelarbeit, Gehirnleistungen und die Tätigkeit innerer Organe sind nur mit Sauerstoff möglich.

Der größte Atemmuskel, das Zwerchfell, ist ein großer flacher Muskel. Er trennt den Brust- von dem Bauchraum ab und ist an der Ein- und Ausatmung beteiligt. Die Atembewegungen Ihres Vierbeiners fühlen und sehen Sie am Rippenbogen und Bauch. Der Luftzug ist an der Nasenöffnung zu spüren.

Hunde haben eine höhere Atemfrequenz als Menschen. Große Hunde atmen unter Ruhebedingungen circa 20- bis 30-mal pro Minute, kleine und junge Hunde bis zu 50-mal. Ein erwachsener Mensch macht in der Minute 12 bis 15 Atemzüge. Bei körperlicher Belastung und damit einhergehendem höheren Sauerstoffbedarf beschleunigt sich die Atmung deutlich.

Eine Besonderheit des Hundes ist das Hecheln – mit ihm kann die Atemfrequenz auf bis zu 300 Atemzüge pro Minute gesteigert werden. Die Funktion des Hechelns besteht in der Abgabe überschüssiger Eigenwärme, die unter anderem durch hohe Außentemperaturen, bei Anstrengung, Stress oder Schmerz entsteht. Hunde besitzen nur wenige Schweißdrüsen (vor allem an den Pfotenballen), sodass das Hecheln für die Regulation der Körpertemperatur unverzichtbar ist.

Sobald das Gehirn einen nur geringfügigen Temperaturanstieg registriert, wird das Hecheln ausgelöst. Die Besonderheit der Hechelatmung besteht darin, dass die Atmung flacher wird: Die gehechelte Luft ist nur in geringem Umfang am Gasaustausch

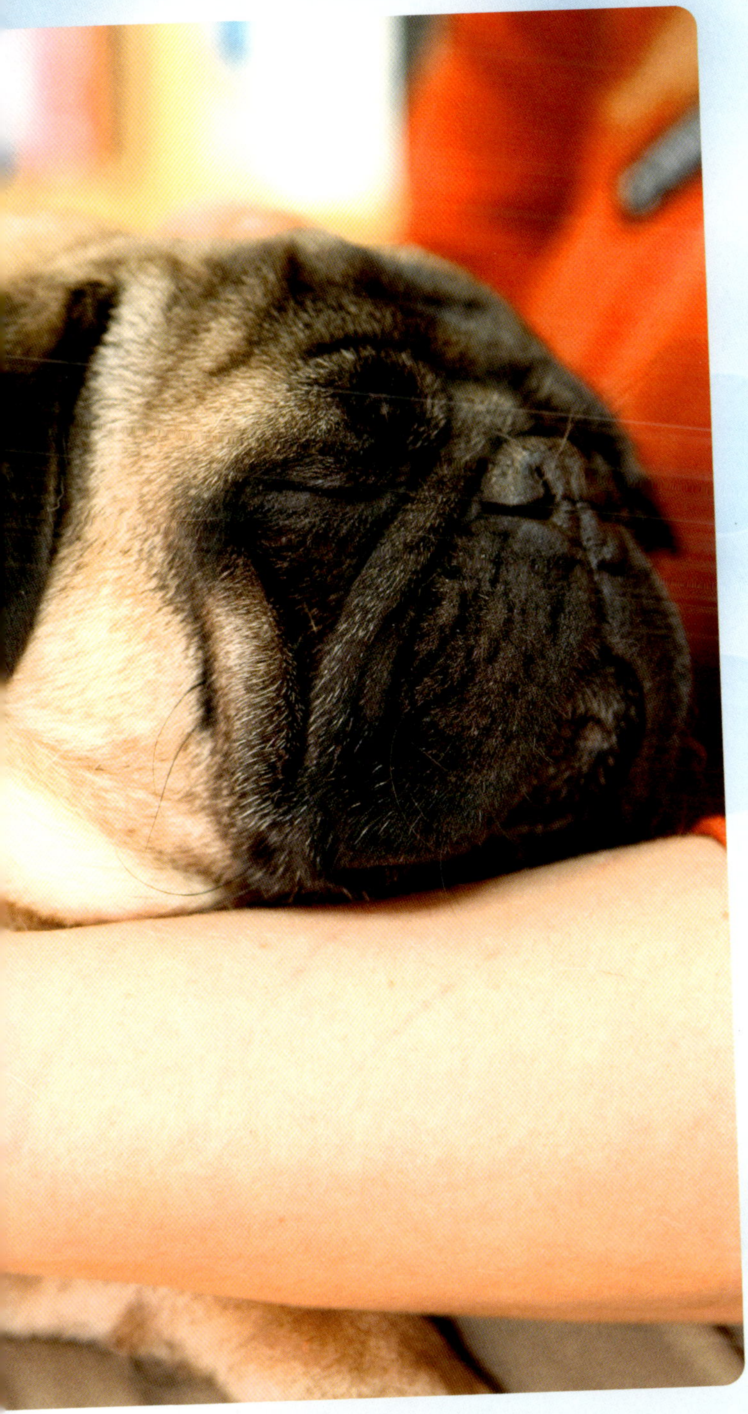

in der Lunge beteiligt, sondern wird quasi nur in den oberen Atemwegen hin und her bewegt, um Feuchtigkeit und Wärme abzugeben. Damit Mund und Nase dabei nicht austrocknen, nimmt beim Hecheln der Speichelfluss zu.

Das Hecheln ist also nicht einfach ein schnelles Atmen. Dieses würde zu einer Hyperventilation führen, wie sie bei Menschen manchmal infolge von Angstzuständen oder schwerem Stress auftritt. Es kommt dabei schnell zu Benommenheit, Kribbelgefühl und Verkrampfungen in den Händen, da mehr Kohlendioxid ausgeschieden als Sauerstoff aufgenommen wird. Schnelle Hilfe wie das Atmen in eine Tüte sind nötig, um eine Ohnmacht zu verhindern.

Nur bei extremer Hitze oder großen Anstrengungen können auch Hunde Anfangssymptome einer Hyperventilation zeigen und benommen wirken. Kurznasige Rassen wie der Mops oder die Bulldogge sind besonders betroffen, da sie hitzeempfindlicher sind und nicht selten Probleme mit ihrer Atmung haben. Die körperliche Anstrengung sollte dann umgehend beendet und der Hund an einen kühlen Ort gebracht werden.

Plattnasen wie Möpse und Bulldoggen haben oftmals Probleme mit ihrer Atmung und reagieren empfindlicher auf Hitze.

Atemtherapie – kleine Therapie mit großer Wirkung

„ATEM IST EINE FÜHRENDE KRAFT IN UNS,
ATEM IST URGRUND UND RHYTHMUS DES LEBENS,
ATEM EIN WEG ZUM SEIN."

Prof. Ilse Middendorf, Begründerin der Atemlehre „Der Erfahrbare Atem"

Die Atmung ist elementar für jedes Lebewesen und so in unser Dasein eingebunden, dass wir den Atemvorgang meist gar nicht bewusst wahrnehmen. Die Atemtherapie beschäftigt sich eingehend mit der Atmung und dem gesamten Organismus. Das Verständnis für den eigenen Körper wird geschult und verbessert.

In unserer gemütlichen Stunde soll die Atemtherapie uns und unsere Vierbeiner psychisch und körperlich entspannen. Nervöse und ängstliche Hunde sollen beruhigt werden und Sicherheit erfahren. Die überaus sanften Techniken streicheln die Seele des Hundes.

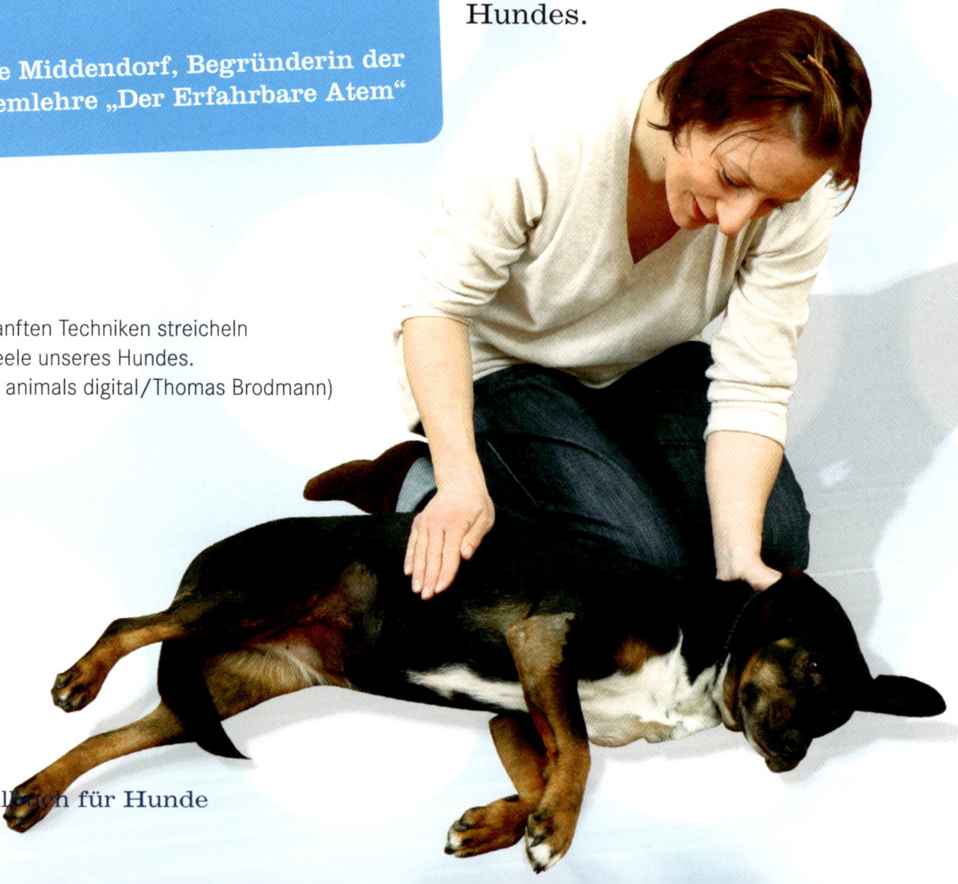

Die sanften Techniken streicheln die Seele unseres Hundes. (Foto: animals digital/Thomas Brodmann)

Anwendungsgebiete beim Hund

Die Atemtherapie ist eine sanfte Methode, um den Hund zu beruhigen und Geborgenheit zu vermitteln. Sie verbessert die Belüftung der Lunge und vertieft die Atmung. Aus diesem Grund ist diese Methode auch bei inaktiven Tieren sehr gut einsetzbar, beispielsweise nach Operationen, Unfällen oder bei alten Hunden, die sich nur noch sehr wenig bewegen.

Sollte Ihr Hund an einer körperlichen Erkrankung leiden, fragen Sie bitte Ihren Tierarzt, ob eine in Eigenregie durchgeführte Atemtherapie sinnvoll ist.

Die Atemtherapie eignet sich also für

- Hunde, denen wir ein bisschen Wellness bieten möchten
- nervöse, ängstliche, hyperaktive Hunde
- Hunde mit Atemwegs- oder Lungenerkrankungen
- Hunde, die operiert wurden oder einen Unfall hatten (mit dem Tierarzt besprechen!)
- alte oder inaktive Hunde

Selbstverständlich ist diese Methode auch bei kranken Tieren einsetzbar. Hunden mit einer Atemwegserkrankung kann deutliche Erleichterung verschafft werden. Auch Tiere, die sich durch einen Unfall, eine Operation oder eine schwere Erkrankung längere Zeit nicht bewegen können, sollten zur besseren Lungenbelüftung mit der Atemtherapie behandelt werden.

Bei einer Erkrankung der Lungen oder Bronchien kann es zu einer Sekretbildung kommen. Hier sammelt sich zähflüssiger Schleim an, der die Atmung behindert. Durch die Atemtherapie wird dieser Schleim flüssiger und kann besser abgehustet werden. Die Atmung wird somit erleichtert.

Junge, gesunde Hunde haben durch ihre körperliche Aktivität und Anstrengung schon automatisch eine tiefere Atmung und damit eine gute Lungenbelüftung. Bei alten Hunden wird ebenso wie bei kranken Hunden, die sich gar nicht oder nur sehr eingeschränkt bewegen, die Atmung flacher. Die Lunge wird nur unzureichend durchlüftet und die tiefer liegenden Lungenbereiche wenig in Anspruch genommen. In diesen Lungengebieten können sich so schneller Bakterien ansammeln und zu einer Entzündung und Schleimbildung führen. Eine Atemtherapie kann das Risiko einer Lungenentzündung senken.

Der Hauptzweck unserer Atemtherapie ist aber die Entspannung und dadurch auch die sanfte Schmerzlinderung. Wenn der Hund unter Schmerzen leidet – unerheblich, ob durch eine Atemwegserkrankung,

Wer seinen Hund aufmerksam beobachtet, wird frühzeitig erkennen, ob er Schmerzen hat. (Foto: animals digital/Thomas Brodmann)

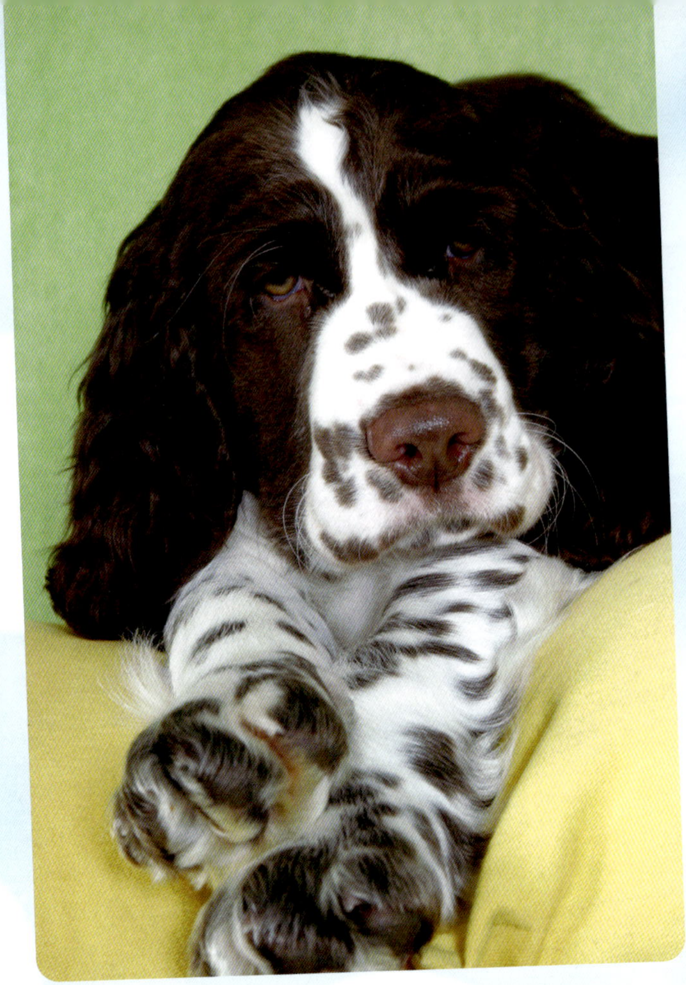

durch Bauchweh oder Gelenkbeschwerden –, wird er sich verkrampfen und eine Schonhaltung einnehmen. Die körperliche Entspannung bewirkt, dass dieser Schmerz weniger intensiv wahrgenommen wird und das Tier eine Erleichterung erfährt.

Schmerzen beeinträchtigen die Lebensqualität, die Gemütslage und das Verhalten eines Hundes stark. Aber wie können wir einen Schmerz erkennen? Unser geliebter Vierbeiner kann uns nicht sagen: „Hier tut es mir weh", und er wird auch nur selten vor Schmerz winseln oder fiepen. Deshalb ist es wichtig, dass der Mensch lernt, die vielen kleinen Veränderungen im Verhalten des Hundes, die auf Schmerzen hindeuten, zu erkennen und richtig zu deuten.

Wenn sich das Tier in seinem Wesen verändert, wird oft das steigende Lebensalter verantwortlich gemacht. Je nach Krankheit und Alter des Hundes muss aber immer auch bedacht werden, dass ein Schmerz dahinterstecken kann. Was genau ist Schmerz? Schmerz ist eine vielschichtige Sinnesempfindung und immer ein körperliches und psychisches Erlebnis. Er wird auf unterschiedliche Art und Weise empfunden und geäußert, sodass es schwierig ist, Schmerz zu messen oder zu kategorisieren.

Innerhalb der einzelnen Rassen gibt es Hunde mit niedrigen und andere mit hohen Schmerzgrenzen. Dies bedeutet aber nicht, dass ein Hund mit einer hohen Schmerzgrenze keinen Schmerz empfindet. Solch ein Tier zeigt den Schmerz nur nicht so deutlich.

Körperlicher Schmerz ist aber nicht nur negativ. Schon die alten Griechen bezeichneten den Schmerz als „bellenden Wachhund der Gesundheit". Schmerzempfinden ist ein lebenswichtiges Alarmsignal des Körpers. Ist die Schmerzwahrnehmung gestört, steigt das Verletzungsrisiko immens.

Schmerzen können qualitativ ganz unterschiedlich sein – zum Beispiel bohrend, pochend, stechend, brennend, ziehend oder dumpf klopfend – und sie können entweder permanent oder nur zeitweise auftreten. So gibt es den Berührungsschmerz bei Entzündungen, den Anlaufschmerz bei Verschleißerkrankungen der Gelenke und den Belastungsschmerz, der sich unter anderem bei einer akuten Lahmheit zeigen kann.

Hat mein Hund Schmerzen?

Der folgende Fragenkatalog hilft Ihnen, einen Schmerz zu entdecken oder Ihren Hund einfach besser zu verstehen und mit etwas anderen Augen zu betrachten. Wenn Sie nur eine dieser Fragen bejahen, sollten Sie im Sinne Ihres Hundes unverzüglich einen Tierarzt aufsuchen.

- **Lahmt Ihr Hund? Zeitweise, nach einer Ruhephase, nach größerer Belastung, während des Spaziergangs?**
- **Hat Ihr Hund Schwierigkeiten beim Aufstehen, winselt oder jault er auf?**
- **Läuft er nach dem Schlaf einige Schritte sehr steif, nach einiger Zeit wird der Gang gleichmäßiger und runder?**
- **Vermeidet Ihr Hund Dinge, die er früher gern und oft getan hat (Sprünge in das Auto, Treppe steigen, auf das Sofa springen)?**
- **Hat sich das Verhalten Ihres Hundes geändert? Verhaltensänderungen vollziehen sich oft schleichend, nicht plötzlich von einem Tag auf den anderen. Ist Ihr Vierbeiner in den letzten Wochen oder Monaten ruhiger geworden, ängstlicher, aggressiver, teilnahmsloser ...? Möchte er nicht mehr spielen? Will er nicht mehr gestreichelt und berührt werden?**
- **Habon sich die Fressgewohnheiten Ihres Hundes geändert? Frisst er nur noch unlustig? Oder hat sich im Gegenteil cine wahre Futtergier eingestellt?**
- **Leckt oder beknabbert sich Ihr Vierbeiner vermehrt an bestimmten Körperstellen?**
- **Schaut er unverhältnismäßig oft auf einen bestimmten Körperbereich?**
- **Hechelt oder zittert er vermehrt? Der körperliche Schmerz wirkt auf das vegetative Nervensystem. Atemfrequenz, Puls und Blutdruck steigen durch einen Schmerz an.**
- **Betrachten Sie Ihren Hund eingehend. Hat sich sein Ausdruck verändert? Wirkt das Gesicht eingefallen?**

Seien Sie aufmerksam – da Sie als Besitzer Ihr Tier ständig vor Augen haben, nehmen Sie Veränderungen häufig nicht wahr. Wir als Menschen tragen die Verantwortung für unseren geliebten Vierbeiner. Wir bestimmen seinen Tagesablauf, sein gesamtes Leben und in vielen Fällen auch den Zeitpunkt seines Todes.

Der Hund kann nicht eigenverantwortlich entscheiden, ob er eine Schmerztherapie benötigt oder in Anspruch nehmen möchte. Daher sind wir gefordert, für eine Schmerzfreiheit und damit für Lebensqualität zu sorgen.

Durch die Wellnessanwendungen für und mit unserem Hund lernen wir ihn auf einer anderen Ebene kennen, wir beschäftigen uns intensiver mit seinem Körper und seiner Seele. Daher ist das Wissen um den Schmerz des Hundes von großer Bedeutung!

Wirkungen

Sie werden merken, dass sich die Atmung Ihres Vierbeiners während der Atemtherapie verändert. Sie wird ruhiger, langsamer und tiefer.

Wenn das Tier durch Stress, Angst oder Nervosität zu Beginn hechelt, kann dennoch eine Atemtherapie durchgeführt werden. Das Hecheln wird aufhören und durch die Ruhe wird sich eine normale Atembewegung entwickeln.

Der großflächige Körperkontakt und unsere sanften Berührungen verbessern das Gefühl und das Empfinden unseres Hundes für den eigenen Körper.

Ein Körper, der unter Schmerzen leidet, unerheblich ob an den Gelenken, der Wirbelsäule oder dem Bauch, wird sich verkrampfen. Die bewusste Entspannung wird auch den Schmerz ein wenig abschwächen.

Durch die Atemvertiefung wird sich der Brustkorb weiter ausdehnen und die Beweglichkeit der einzelnen Rippen zueinander verbessert. Die Muskulatur zwischen den Rippen dehnt sich leicht auf.

Leidet das Tier an einer Atemwegs- oder Lungenerkrankung, die mit Schleimbildung einhergeht, wird durch die vertiefte und verstärkte Atmung der Schleim gelöst. Der Hund kann das Sekret besser abhusten und die Atmung wird erleichtert.

Wirkungen der Atemtherapie

- Psychische Entspannung
- Beruhigung
- Atemvertiefung
- Verbessertes Körpergefühl
- Bessere Beweglichkeit des Brustkorbs
- Schleimlösung bei Atemwegserkrankungen

Gegenanzeigen

Die hier beschriebenen sanften Techniken haben nur sehr wenige Gegenanzeigen. Sie sollten die Atemtherapie nicht durchführen, wenn Ihr Vierbeiner offene Wunden am Bauch oder Brustkorb hat. Auch bei Rippenprellungen und Rippenbrüchen sollte erst die Ausheilung abgewartet werden.

Auch bei „Secondhand-Hunden“ kann auf diese Weise vorsichtig mit der Körperarbeit und der Heranführung an körperliche Nähe begonnen werden.

Gegenanzeigen der Atemtherapie

- Offene Wunden am Bauchbereich oder Brustkorb
- Rippenprellungen
- Rippenbrüche

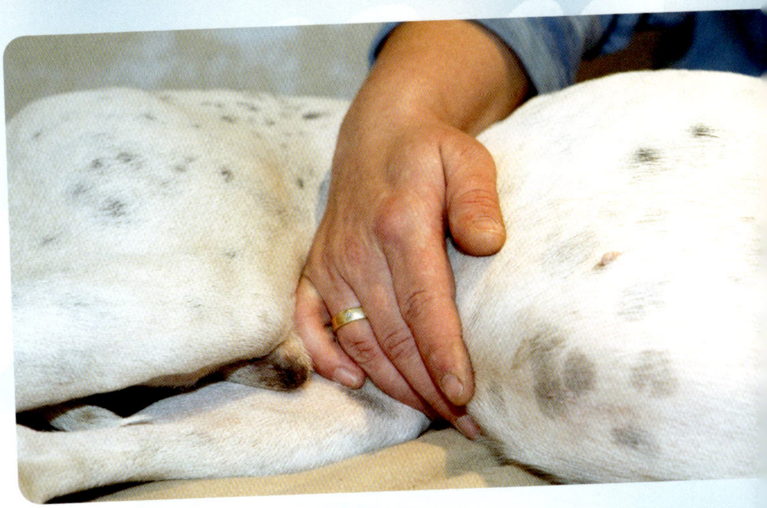

Für die Kontaktatmung im Bauchraum ...

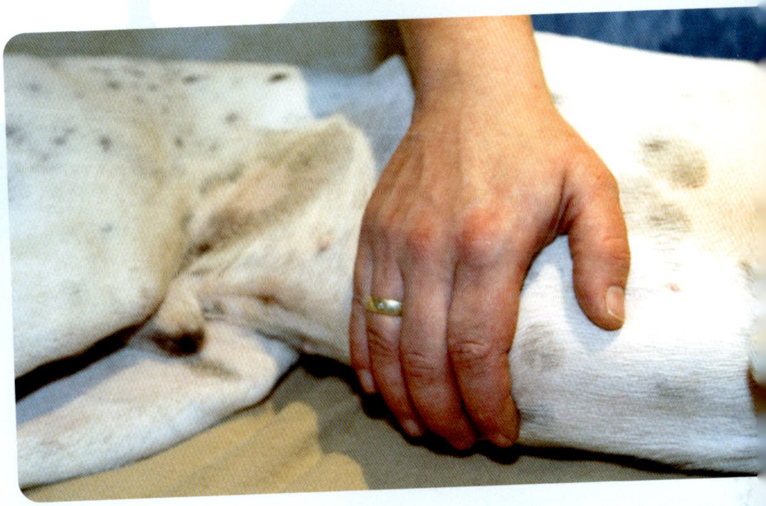

... ebenso wie am Brustkorb werden die Hände sanft aufgelegt.

Praktische Tipps zur Durchführung

Das ruhige Auflegen unserer Hände, die Kontaktatmung, ist der Beginn jeder Atemtherapie. Diese Methode kann aber auch isoliert durchgeführt werden, in allen Situationen, in jeder Position unseres Hundes.

Der Hund reagiert auf das Gewicht, den Kontakt und die Körperwärme unserer Hände. Instinktiv wird er tiefer und gleichmäßiger in unseren Körperkontakt hineinatmen. Die Kontaktatmung kann im Bauch- und Brustkorbbereich zum Einsatz kommen.

Die tiefe Bauchatmung ist ideal zur körperlichen und seelischen Beruhigung. Kontakte am Brustkorb werden eher bei Erkrankungen der Atemwege genutzt.

Tipp

Die Kontaktatmung ist eine ideale Methode, um zu entspannen und um Stress abzubauen – nicht nur bei unseren Vierbeinern. Auch Sie selbst können durch bewusst durchgeführte Atemtechniken zur Ruhe kommen. Gemeinsam mit Ihrem geliebten Tier wird die Kontaktatmung zu einem unvergesslichen Erlebnis, Sie werden süchtig danach! Bedenken Sie allerdings, dass die Atemfrequenz Ihres Hundes höher ist als Ihre eigene. Daher werden Sie keinen gleichmäßigen, gemeinsamen Atemrhythmus erreichen.

Durch diese Atemtherapieform beruhigt sich die Atmung und das Gefühl für den eigenen Körper wird verbessert. Je nach Hund kann es zu Beginn recht lange dauern, bis sich Beruhigung und Entspannung einstellen. Aber: Übung macht den Meister. Je häufiger die Kontaktatmung geübt wird, umso schneller setzt die Wirkung ein.

Machen Sie es sich gemütlich und setzen oder legen Sie sich mit Ihrem Hund gemeinsam auf eine warme Decke oder ein Lammfell. Gern kann sich Ihr Vierbeiner an Sie kuscheln. Kraulen Sie zuerst etwas seinen Nacken und die Ohren.

Dann legen Sie eine Hand auf den Bauch Ihres Tieres. Lassen Sie die Hand vollflächig wirken, geben Sie keinen zusätzlichen Druck, sondern arbeiten Sie ausschließlich mit dem Handgewicht.

Dann üben Sie sich in Geduld und beobachten die Atembewegungen. Nach einiger Zeit werden Sie feststellen, dass sich die Atmung Ihres Hundes verlangsamt und vertieft.

Bei sehr großen Hunden können Sie Ihre Hände überlappend anlegen. So wird der Kontakt vergrößert und das Gewicht verdoppelt.

Mit dieser Methode können Sie einige Minuten bis zu einer Viertelstunde arbeiten. Halten Sie jeden Kontakt mindestens so lange, bis eine deutliche

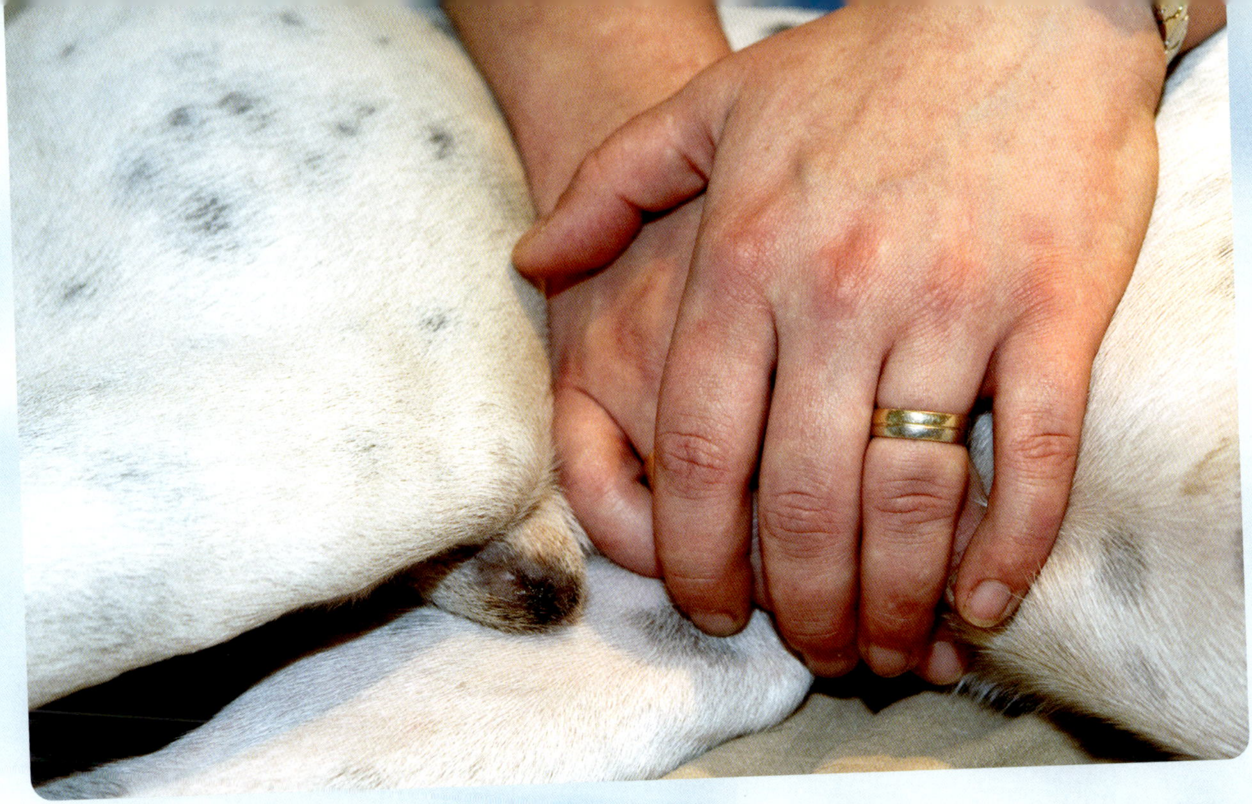

Kontaktatmung im Bauchraum mit überlappenden Händen.

Wirkung einsetzt. Sie können Ihre Hände nicht nur am Bauch platzieren, sondern auch im Brustkorbbereich, also auf den Rippen.

Die Kontaktatmung kann in jeder Position des Tieres durchgeführt werden: im Stand, im Sitz, im Platz oder in der Seitenlage.

Daher ist diese Methode auch in Stresssituationen optimal, im Tierarztwartezimmer ebenso wie zu Silvester oder bei Gewittern. Die psychische Beruhigung und das Gefühl der Sicherheit stehen hierbei im Vordergrund.

Eine weitere Methode der Atemtherapie sind die Zwischenrippenausstreichungen. Durch sie werden die Muskeln am Brustkorb sanft gereizt und gedehnt. Der Vierbeiner spürt seinen Brustkorb intensiver und bekommt ein besseres Gefühl in dieser Körperregion.

Legen Sie Ihre Hand leicht gespreizt an die Brustwirbelsäule – dort, wo die Rippen beginnen. Nun versuchen Sie, mit sanftem Druck durch die Räume zwischen den Rippen zu gleiten. Diese Ausstreichungen werden immer von der Wirbelsäule wegführend zum Brustbein ausgeführt. Arbeiten Sie ruhig in zwei bis drei Zwischenrippenräumen zeitgleich. Das Tempo sollte langsam und gleichmäßig sein. Wenn Sie einen sehr kleinen Hund haben, sind Ihre Finger zu dick für die winzigen Zwischenräume. Dann sollten Sie diese Atemtherapiemethode nicht durchführen.

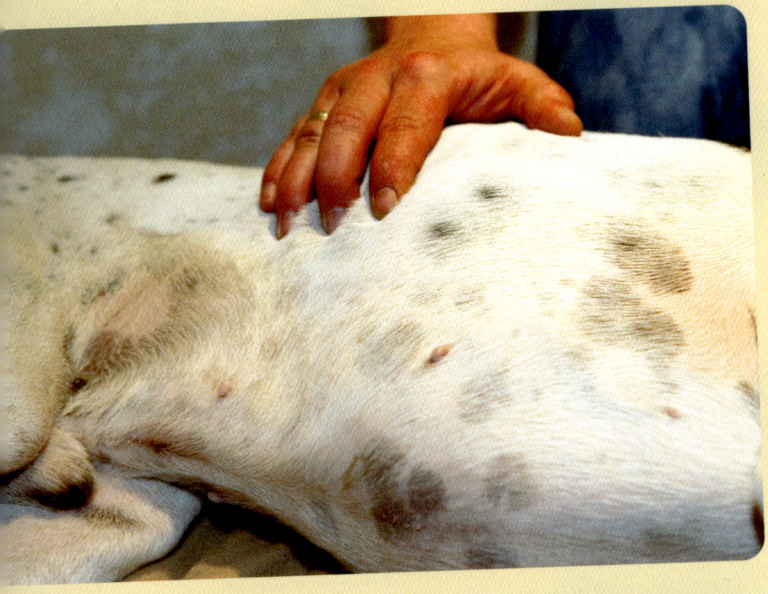

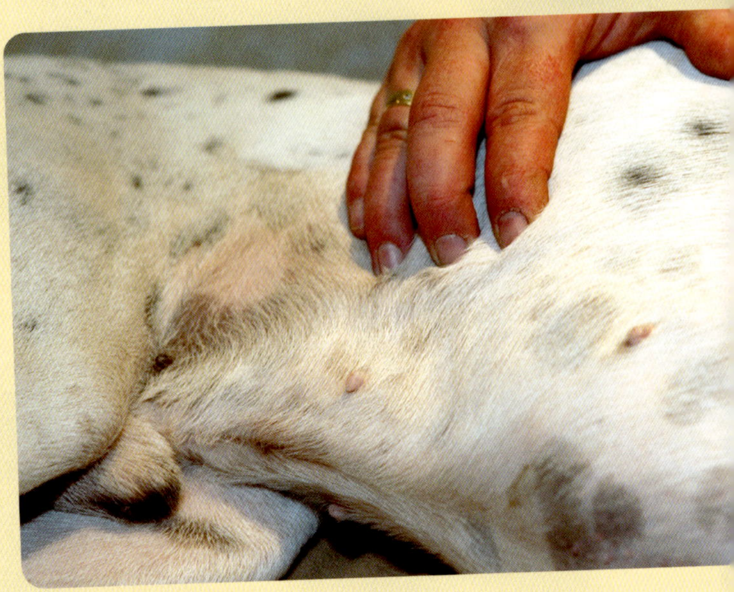

Für nicht zu kleine Hunde sind Ausstreichungen in den Räumen zwischen den einzelnen Rippen sehr angenehm.

Machen Sie sich vorab mit den Rippen Ihres Hundes vertraut. Versuchen Sie, dem Verlauf dieser Knochen zu folgen. Rippen sind nicht kerzengerade, sondern leicht gebogen.

Weiterhin können in den Zwischenrippenräumen kleine kreisende Bewegungen eingesetzt werden. Auch hierbei erfährt diese Muskulatur einen leichten Dehnreiz, und das Gefühl für den eigenen Körper wird verbessert und geschult.

Beginnen Sie wieder am oberen Ende der Rippen, an der Brustwirbelsäule. Legen Sie einen Zeige- oder Mittelfinger auf die Muskulatur in den Zwischenrippenräumen und führen Sie eine punktförmige, kreisende Bewegung durch. Mit dieser Methode können Sie im gesamten Brustkorb arbeiten.

Bei fülligeren oder sehr kleinen Tieren sind die Zwischenräume schlecht oder überhaupt nicht tastbar. In diesen Fällen sind Zirkelungen nicht möglich.

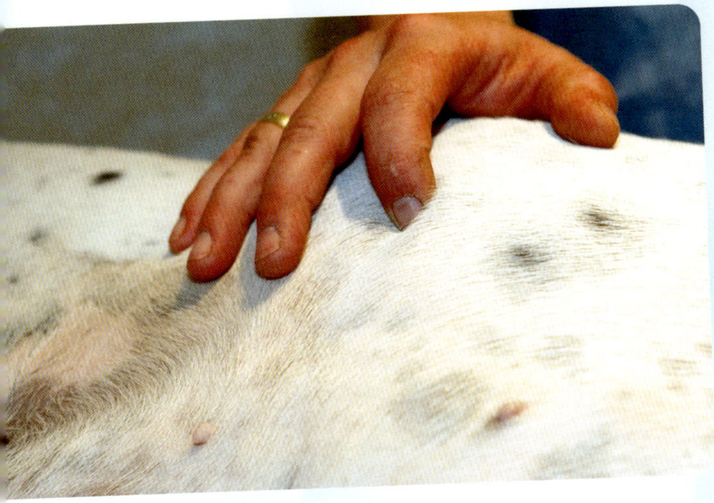

Kleine Zirkelungen in den Zwischenrippenräumen verbessern das Körpergefühl.

Tipp

Legen Sie Ihrem Vierbeiner ein warmes, aber nicht zu heißes Körnerkissen auf den Bauch. Testen Sie die Temperatur vorab an Ihrem Unterarm. Es sollte angenehm warm sein. Dies ist Kontakt und wohlige Wärme zugleich.

Die Atemtherapie ist eine kleine Behandlungsmethode mit großer Wirkung. Eine psychische und körperliche Entspannung setzt sehr flott ein. Durch die ruhigen und langsamen Techniken werden auch Sie selbst schnell ruhiger und lockerer.

Ein warmes Körnerkissen wirkt zusätzlich entspannend.

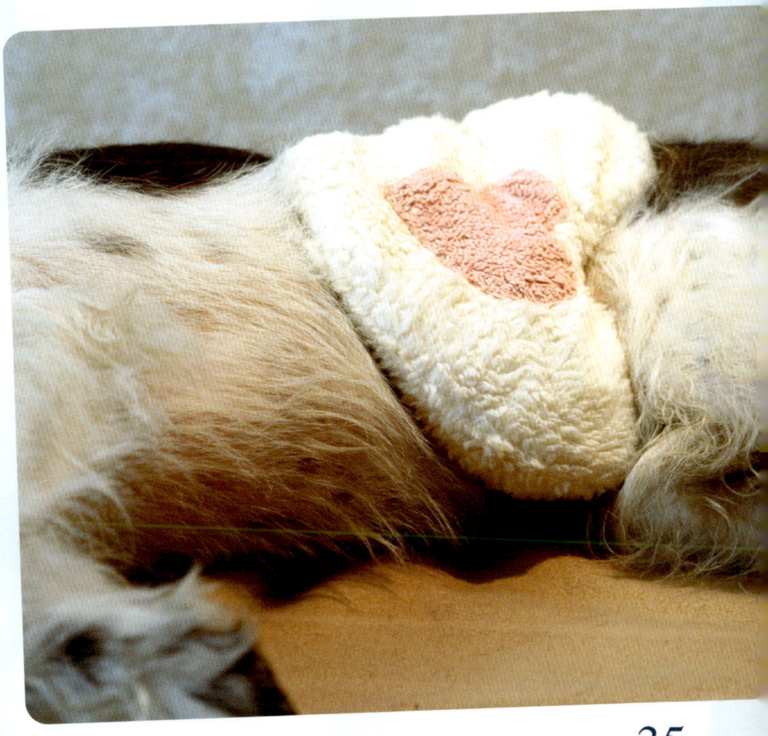

Wenn Ihr Hund an einer Erkrankung der Atemwege leidet, wird bereits während der Atemtherapie die Atmung erleichtert und, wenn vorhanden, der zähflüssige Schleim gelockert und abgehustet.

Bei kranken Tieren hilft eine unterstützende Wärmeanwendung. Wärme entspannt, lockert und erhöht den Wellnessfaktor.

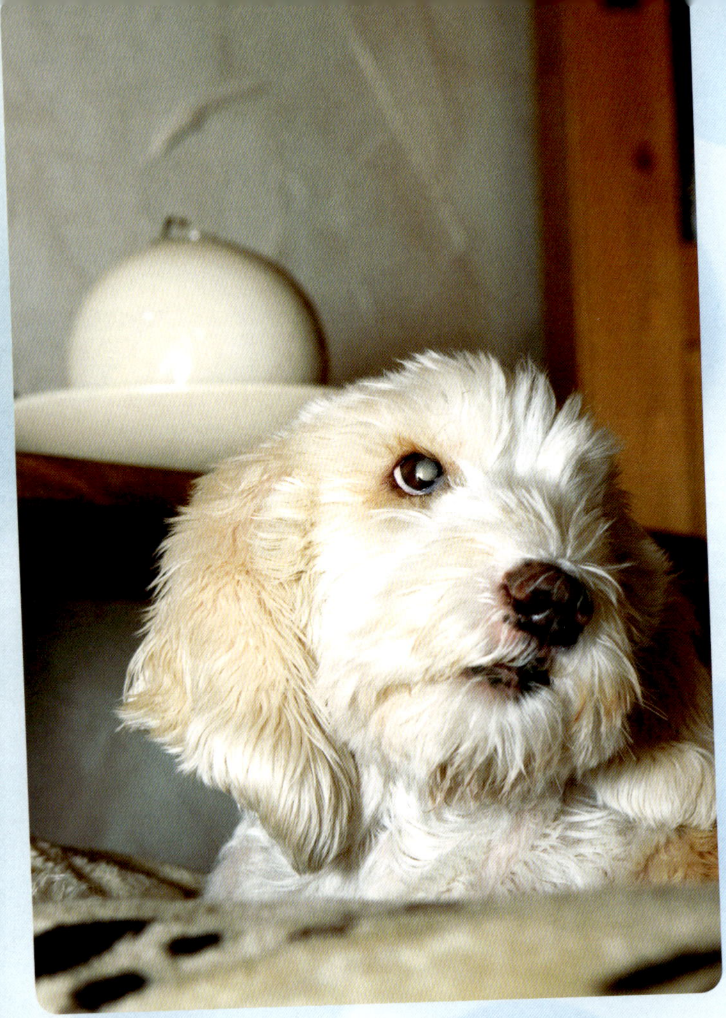

Zur Verbesserung des Raumklimas: der Zimmerbrunnen.

Zusätzlich zu manuellen Techniken ist eine Verbesserung des Raumklimas durch eine Erhöhung der Luftfeuchte sinnvoll, vor allem bei Hunden, die zu Erkrankungen der Atemwege neigen. Aber auch gesunde Hunde und Menschen profitieren davon. Gerade in der kalten Jahreszeit kann die trockene Heizungsluft schädlich sein und eine Atmung erschweren.

Die einfachste Möglichkeit besteht darin, dass Sie Ihre feuchte Wäsche regelmäßig in den Wohn- oder Schlafräumen trocknen. Die Wäschespinne im Kinderzimmer ist ein alter Tipp aus Großmutters Zeiten – optimal bei Erkältungskrankheiten unserer kleinen Menschen.

Behaglicher und ebenso wirkungsvoll sind Zimmerbrunnen, mit Wasser gefüllte Behälter an den Heizkörpern oder dekorative Vernebler, die auch in Terrarien zum Einsatz kommen.

Eine Atemtherapie in Kombination mit harmonisierenden Aromen fördert und intensiviert die Entspannung. Wenn Sie einige Tropfen des ätherischen Öls in Ihren Zimmerbrunnen geben, haben Sie gleich zwei Fliegen mit einer Klappe geschlagen: höhere Luftfeuchte und dufte Gemütlichkeit. Ätherische Öle sollten allerdings vorsichtig dosiert werden. Die feine Hundenase riecht um ein Vielfaches besser. Außerdem können zu intensive Düfte allergische Reaktionen auslösen.
Probieren Sie sie mal, die Gemütlichkeit. Gemeinsam mit Ihrem geliebten Hund, dürfen Sie eine maximale Entspannung erleben.

Zehn atemberaubende Tipps

- Atmung und Psyche hängen eng zusammen. Durch eine Atemberuhigung kann positiv auf den gestressten Hund eingewirkt werden.

- Der Kontakt vertieft die Atmung und verbessert das Körpergefühl.

- Zwischenrippenausstreichungen und Zirkelungen in den Zwischenrippenräumen vertiefen die Atmung und dehnen die dortige Muskulatur.

- Gemeinsam den Weg des Atems gehen: Eine gemeinsame Kontaktatmung von Mensch und Hund schafft Nähe und ein Gefühl der Geborgenheit.

- Ein Zimmerbrunnen ist ideal zur Verbesserung der Luftfeuchte.

- Das warme Körnerkissen auf dem Hundebauch ist Kontakt und wohlige Wärme zugleich.

- Eine Atemtherapie, in Kombination mit entspannenden Düften, multipliziert den Wellnessfaktor.

- Hängen Sie in der kalten Jahreszeit Wasserbehälter an Ihre Heizkörper. Trockene Heizungsluft schadet dem Raumklima.

- Regelmäßige Aufenthalte am Meer sind Therapie und Wellness zugleich. Die heilende salzige Luft hilft Ihren Atemwegen ebenso wie denen Ihres Hundes.

- Die Atemtherapie ist eine unaufwendige Therapie mit großer Wirkung. Auch Sie können durch diese sanften Techniken zur Ruhe kommen und gelassener werden.

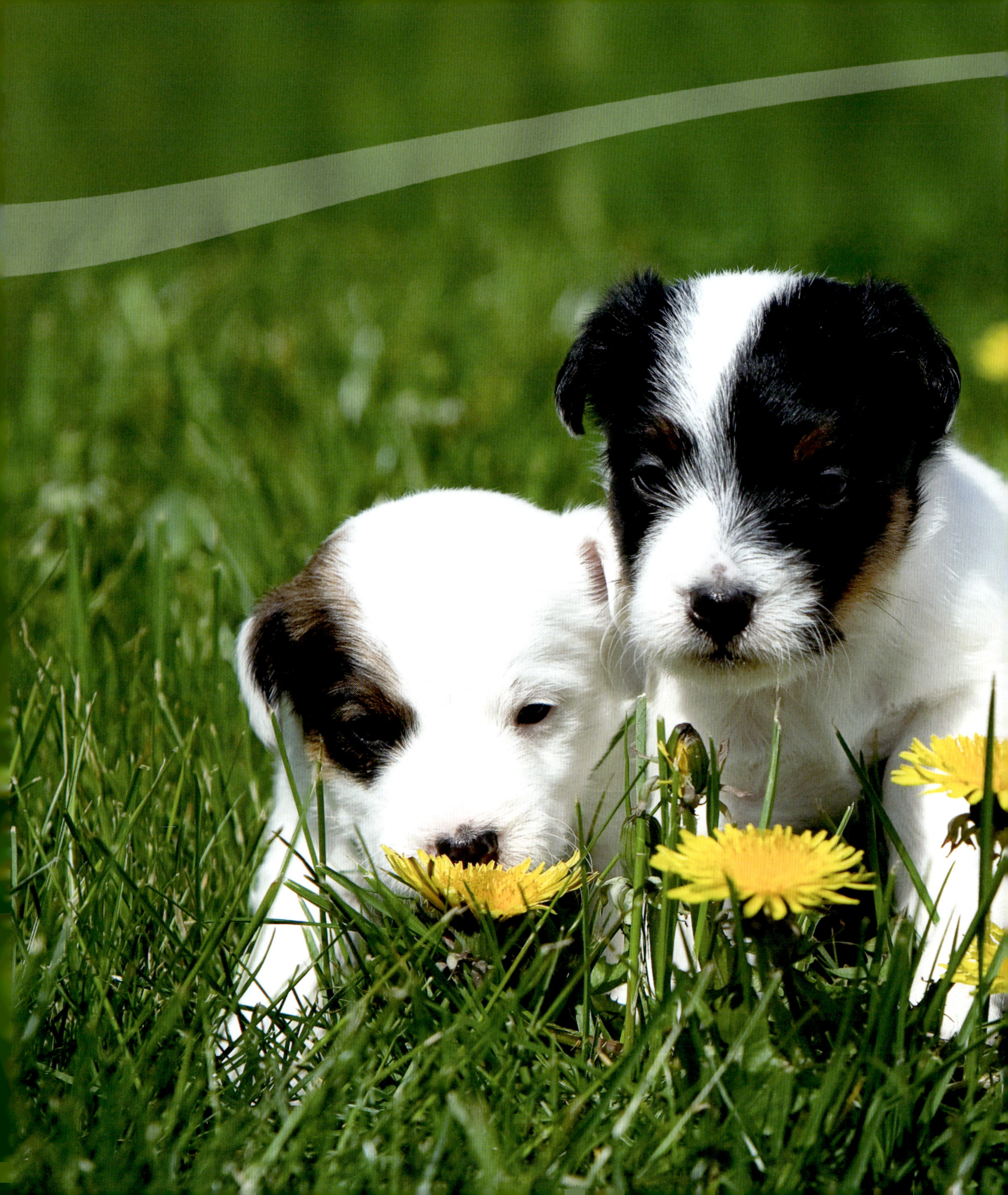

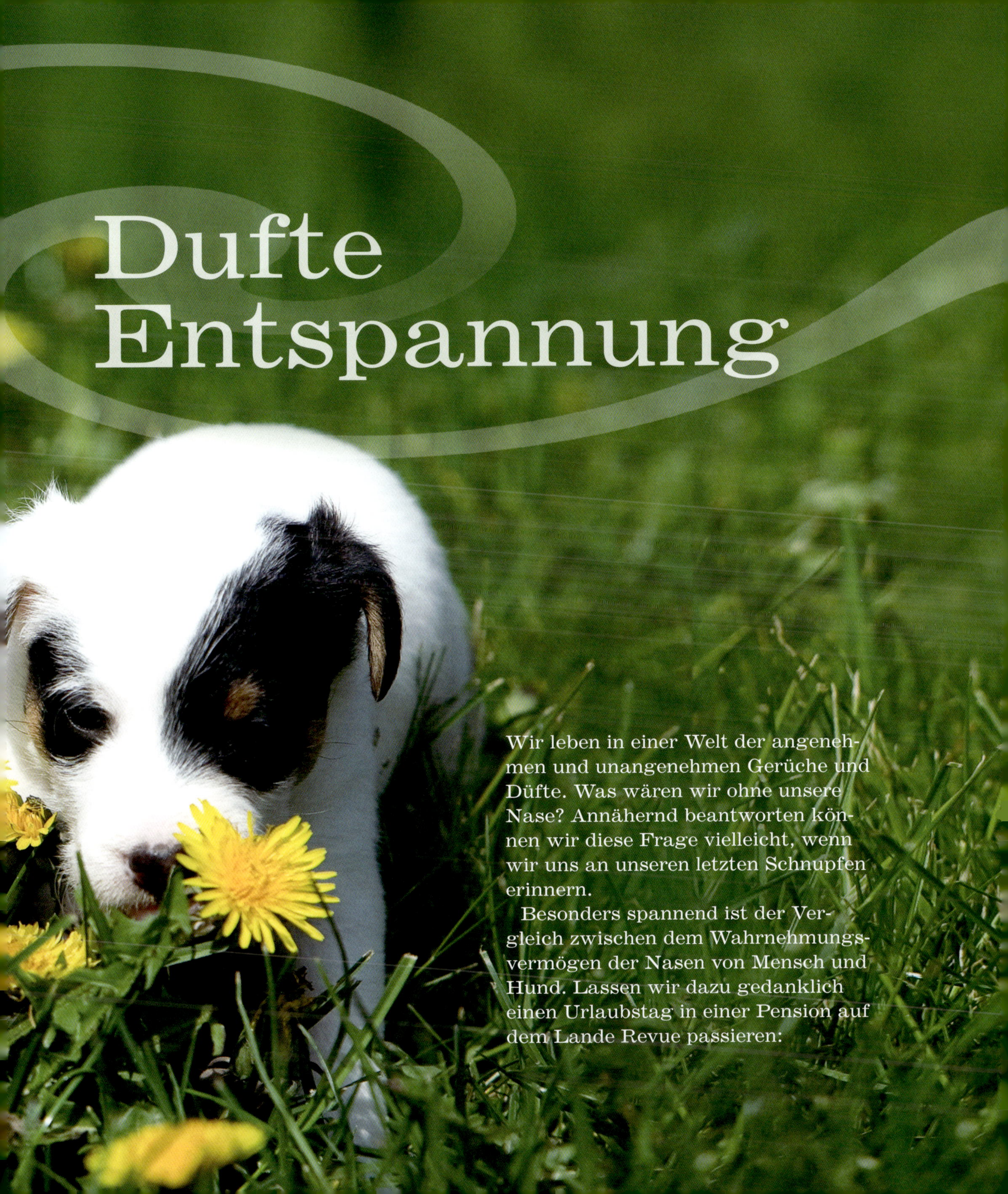

Dufte Entspannung

Wir leben in einer Welt der angenehmen und unangenehmen Gerüche und Düfte. Was wären wir ohne unsere Nase? Annähernd beantworten können wir diese Frage vielleicht, wenn wir uns an unseren letzten Schnupfen erinnern.

Besonders spannend ist der Vergleich zwischen dem Wahrnehmungsvermögen der Nasen von Mensch und Hund. Lassen wir dazu gedanklich einen Urlaubstag in einer Pension auf dem Lande Revue passieren:

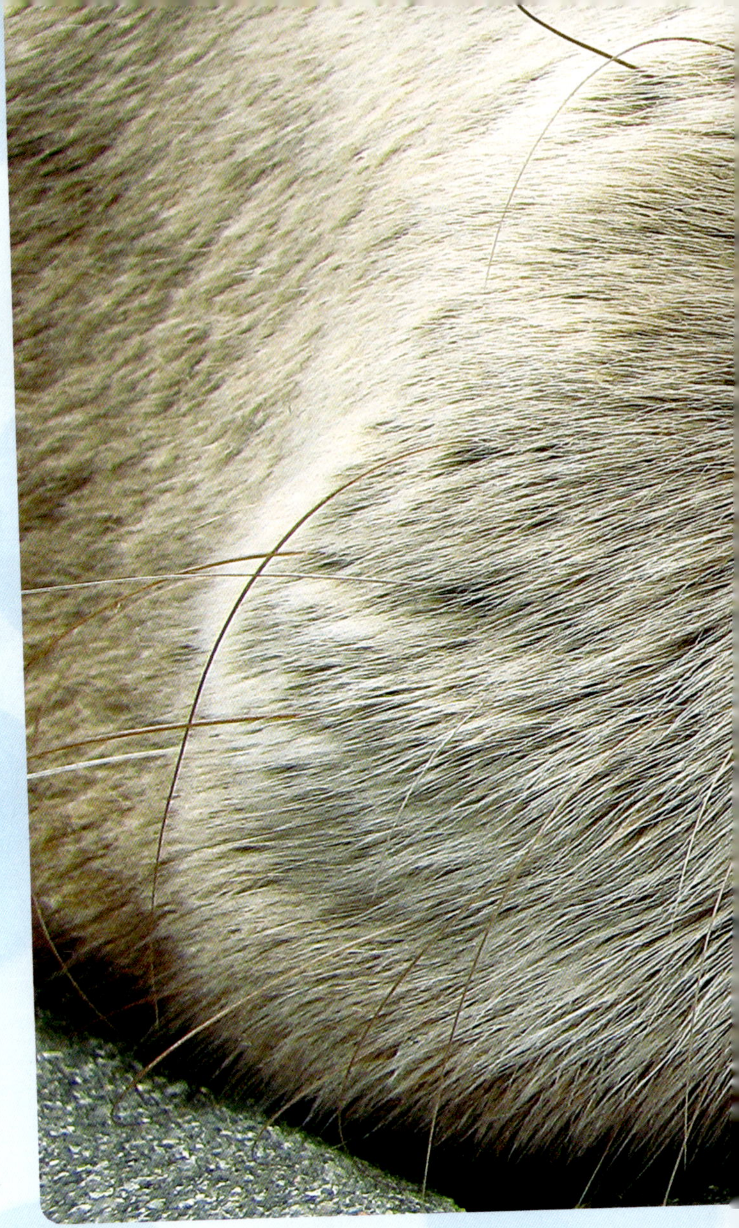

Die dicken Hundenasen leben in einer Welt der Düfte.

Wir stehen auf und öffnen das Fenster. Eine kühle Brise streicht uns um die Nase, wir riechen würziges Gras und den kühlen Morgentau. Auf dem Weg in die Küche empfängt uns frisches Kaffeearoma, vermischt mit dem süßen Duft nach heißem Hefegebäck. Draußen erwartet uns dann die Landluft. Verschiedenste Düfte vermengen sich in unserer Nase, einzelne Nuancen sind schwer zu beschreiben.

Und unser Hund? Der lächelt nur müde über unser mangelhaft ausgefeiltes Riechorgan. Schon mit dem ersten Augenaufschlag mischen sich viele Gerüche in der feuchten Hundenase. Der intensive Kaffeegeruch, das Hefegebäck mit den verbrannten Krümeln unten im Ofen. Der Hund nimmt den feuchten Grasgeruch wahr, entfernt riecht er den Kuhdung auf der Weide und das verrottende Laub vom letzten Herbst. Im Treppenhaus erfährt er sofort, dass Nachbars Waldi schon vor einiger Zeit das Haus verlassen hat. Auch die Katze war bereits da und hat nach dem Rechten geschaut.

In der Küchentür läuft unserem Vierbeiner das Wasser im Mund zusammen. Gebäck und frische Brötchen, der Räucherschinken in der Kammer und die Marmelade auf dem Tisch verströmen unterschiedlichste Aromen. Über all dem liegt der Geruch von Waldi, der auf der Decke neben dem Ofen gelegen hat.

Und dann geht's nach draußen – hinein in die unendliche Welt der Gerüche. Unser Hund riecht den salzigen Duft vom entfernten Meer, das Heu und Stroh, den Geruch von Schweinen und Kühen, Pferden und Geflügel. Er erschnuppert die Mieze, die noch vor Kurzem auf den Eingangsstufen gelegen hat. Und Waldis Botschaft, hinter-

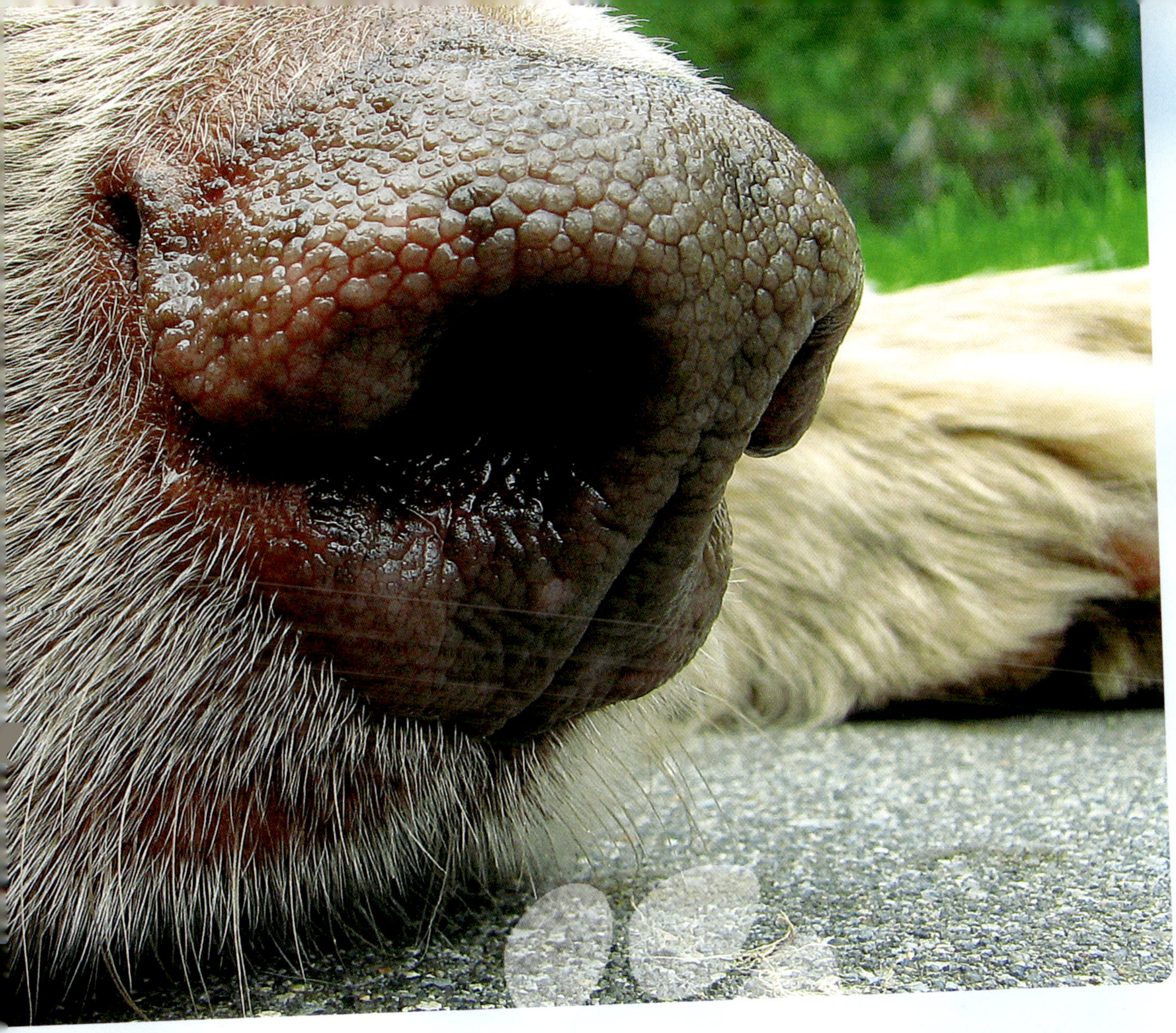

lassen an der Eiche vor dem Haus. Auch die Erde, die Steine, der Asphalt riechen – nach Menschen, Tieren und den Spuren des nächtlichen Besuchs der Rehe.

Mit diesem kleinen Ausflug in die Nasen von Mensch und Hund wird deutlich, dass unser geliebter Vierbeiner ein wesentlich besser ausgestattetes Riechorgan besitzt.

Unsere Hunde leben deutlich intensiver in der Welt der Düfte und Aromen als wir Menschen.

Bei uns Menschen ist das Riechepithel in der Nase gerade einmal 5 Quadratzentimeter groß und mit 30 Millionen Rezeptoren ausgestattet. Bei einem Schäferhund hat es eine Fläche von etwa 150 Quadratzentimetern und besitzt 220 Millionen Rezeptoren. Die deshalb mögliche hervorragende Geruchsleistung ermöglicht unseren Hunden auch die Arbeit als Drogenspürhund, das Auffinden von Sprengstoffen, Lawinenopfern, Leichen, Wild und vielem mehr. Auch im Sozialverhalten unserer Vierbeiner spielen Duftstoffe eine große Rolle: zur Abgrenzung des eigenen Territoriums, bei der Partnerwahl und der Nahrungssuche.

Gerüche können intensive Gefühle und Emotionen wachrufen an vergangene Situationen, in denen diese Aromen bereits erschnuppert wurden. Jeder von Ihnen kennt dies: Der Duft von warmer Milch mit Honig versetzt uns in alte Zeiten zurück, vermittelt uns ein Gefühl von Geborgenheit und Liebe. Der Geruch von heißer Hühnersuppe erinnert an kranke Tage aus der Kinderzeit, der salzige Meergeschmack an den schönen Urlaub im letzten Jahr.

Gerüche können intensive Gefühle und Emotionen in uns wachrufen.

Unseren Hund können wir leider nicht fragen, was er mit bestimmten Gerüchen assoziiert, doch wir bekämen bestimmt ähnliche Antworten. Vielleicht erinnert sich unser Hund beim Duft von feuchtem Sand an die Weite und endlos scheinende Spaziergänge am Meer. Vielleicht denkt er beim Geruch nach Wasser und frisch gemähtem Gras sehnsüchtig an die Radtour am Flussufer zurück.

Das Erschnuppern von Duftaromen kann auch Reaktionen im Hormonsystem von Mensch und Hund auslösen, und durch die Ausschüttung

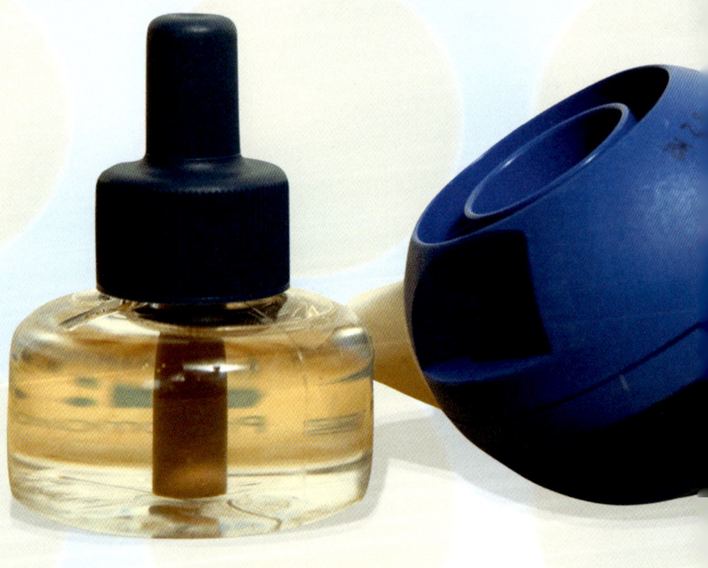

Das Beruhigungspheromon im Zerstäuber entspannt gestresste und unsichere Hunde.

körpereigener Pheromone können Individuen derselben Art auf chemische Weise miteinander kommunizieren.

Pheromone sind sehr individuell und wirken schon in geringer Konzentration. Die Hormone werden nicht erschnuppert, sondern unbewusst wahrgenommen und bewirken direkt die Entstehung von Emotionen. Für die Tiermedizin werden einige dieser Pheromone synthetisch hergestellt und bei Verhaltensauffälligkeiten eingesetzt. Bei Hunden wird ein Beruhigungspheromon verwandt, das eine Hündin drei Tage nach der Geburt am Gesäuge bildet. Es beruhigt und stabilisiert die Welpen und gibt ihnen Sicherheit. Dieses Beruhigungspheromon kann bei unsicheren, gestressten Hunden und in ungewohnten Situationen eingesetzt werden: zum Beispiel nach der Trennung von der Mutter, bei Umzug, im Urlaub, in der Hundepension oder zu Silvester.

Das Beruhigungspheromon befindet sich in einem Zerstäuber, der in der Steckdose aktiviert wird. Erhältlich sind diese Systeme beim Tierarzt oder im gut sortierten Tierfachhandel.

Aromatherapie beim Hund – was ist das?

Die Aromatherapie setzt keine Duftnoten von frischen Brötchen oder Nachbars Mieze ein, sondern nutzt stattdessen ätherische Öle, wie sie beispielsweise auch in Parfums verarbeitet sind. Die Aromatherapie ist bereits viele Tausend Jahre alt. Schon Cleopatra setzte sinnliche Duftkompositionen ein.

Bei uns Menschen ist der Einsatz von Aromen zu Entspannungszwecken in den letzten Jahren immer beliebter geworden. Auch unser Partner mit der kalten Schnauze kann von dem alten Wissen um die Wirkungen der Aromen profitieren.

Ätherische Öle sind Duftstoffe, die als feinste Öltröpfchen in Teilen von Pflanzen eingelagert sind und durch aufwändige Verfahren herausgefiltert werden. Das Rosenöl findet sich in den Blättern der Blüte, andere Öle in den Wurzeln, dem Holz oder den Früchten von Pflanzen.

Ätherisch heißt so viel wie verflüchtigend. Je nach Anwendung verteilen sich die Düfte im Raum und verfliegen.

Mittlerweile gibt es in vielen Supermärkten sehr günstige Aromaöle zu kaufen. Diese sind aber oftmals von schlechter Qualität, nicht biologisch rein und können geruchlich störende Zusätze enthalten. Achten Sie beim Kauf daher auf Hinweise auf dem Etikett wie „100 % biologisch“, „naturrein“ oder „naturbelassen“.

Je nach Rohstoff und Herstellungsverfahren hat Qualität ihren Preis. Hier ist Sparsamkeit fehl am Platze.

Ätherische Öle sind nicht apothekenpflichtig. Sie können sie in einem gut sortierten Fachhandel erhalten oder über das Internet beziehen.

Duftmischungen sind wunderbare Geruchskompositionen.

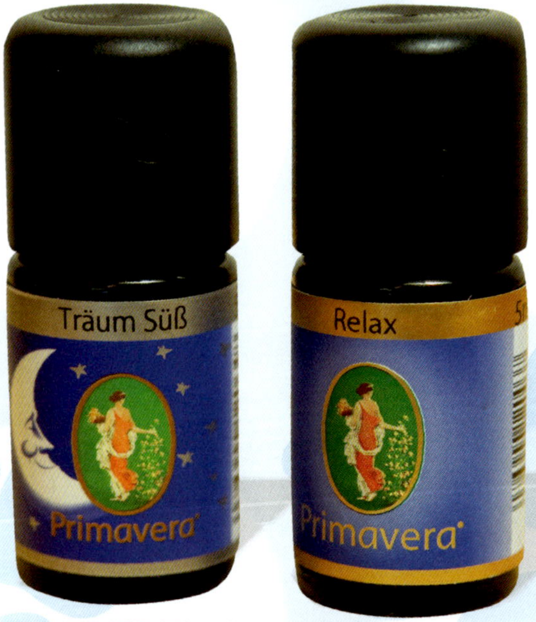

Auch wenn die meisten Düfte – mit Ausnahme von Zitrusdüften – für unseren Vierbeiner geeignet sind, gibt es auch hier Vorlieben und Abneigungen. Wenn man einen Duft einsetzt, sollte die Reaktion des Hundes genau beobachtet werden. Möchte er den Raum verlassen? Zeigt er Anzeichen von Unwohlsein? Verzieht er angewidert das Gesicht? In solchen Fällen sollten Sie ein anderes Aroma wählen oder im Zweifel ganz auf die Aromatherapie verzichten. Sucht Ihr Hund allerdings Ihre Nähe, legt er sich zur Ruhe und macht es sich gemütlich, haben Sie den optimalen Duft gewählt.

In Kombination mit der Aromatherapie können sanfte Kraulmassagen oder auch eine Wärmeanwendung durchgeführt werden – so, wie es Ihnen und Ihrem Vierbeiner am gemütlichsten erscheint.

Wichtig beim Einsatz von Aromen sind diese beiden Leitsätze:

„Weniger ist mehr.“

„Viel hilft nicht viel.“

Diese Grundsätze sind besonders wichtig, und sie bedeuten, dass man nur einen oder ganz wenige Tropfen des ätherischen Öls verwendet. Die Öle sollten außerdem nie pur, sondern immer mit Wasser verdünnt zur Anwendung kommen.

Denken Sie daran: Die sensible Hundenase nimmt Gerüche um ein Vielfaches besser wahr als unser Riechorgan.

Die duften sieben – ein Überblick

Die im Folgenden beschriebenen ätherischen Öle sind wohltuende, entspannende Düfte, die vorrangig eine beruhigende Wirkung auf die Psyche haben. Wer intensiver in die Therapie mit Aromaölen einsteigen möchte, kann auch Kombinationen und andere Aromen gut einsetzen. Viele weiterführende Informationen finden sich in der Fachliteratur und im Internet.

Basilikum

riecht herb-würzig und frisch. Es wirkt konzentrationsfördernd, stärkend und aufmunternd. Dieses Öl kann gut als „Antistress-Duft“ bei Sporthunden eingesetzt werden.

Johanniskraut

riecht warm mit einem leichten Duft nach Heu. Es beruhigt und wirkt aufheiternd. Ein optimales Aroma, um gestresste Hunde zu entspannen.

Lavendel

ist das bekannteste Aromaöl. Seine Haupteigenschaft ist die beruhigende, ausgleichende und entspannende Wirkung. Eine Creme, versetzt mit Lavendelöl, hilft bei gereizter Haut oder Ekzemen. Vor Anwendung sollte aber Rücksprache mit dem behandelnden Tierarzt gehalten werden.

Rosen

riechen warm und lieblich. Das ätherische Öl wird aus den Blütenblättern gewonnen. Es ist eine Kostbarkeit, da enorm viele Blüten gebraucht werden, um eine kleine Menge Öl herzustellen. Der Duft wirkt beruhigend und harmonisierend und mindert Aggressionen. Zusammen mit Lavendelöl bietet es eine Möglichkeit, einen aggressiven Hund auszugleichen und zu beruhigen.

Sandelholz

hat einen sehr exotischen Duft. Es riecht warm, schwer und erdig. Einige Tropfen Sandelholz in der Duftlampe verbreiten ein angenehmes, gemütliches und warmes Raumklima. Es wirkt harmonisierend und entspannend – ideal für eine behagliche Stunde mit Ihrem Vierbeiner.

Vanille

ist ein wärmendes Öl mit süßem Duft. Das Aroma vermittelt Geborgenheit und Zuversicht. Das Wohlbefinden wird gesteigert, unsichere und ängstliche Hunde werden ruhiger und gelassener.

Ylang-Ylang

kommt von den Philippinen und aus Indonesien. Wegen ihres süßen Dufts wird sie auch die Blume aller Blumen genannt. Ylang-Ylang wirkt aufhellend und entspannend. Den blumigen Geruch empfinden allerdings nicht alle Hundenasen als angenehm.

Weiterhin findet sich auch eine Vielzahl fertiger Duftmischungen im Handel. Sie tragen ausgefallene Namen wie beispielsweise „Relax" und „Träum süß". Auch diese Mixturen können sehr sinnvoll sein, wenn sie ausschließlich aus biologisch einwandfreien Bestandteilen zusammengesetzt sind.

Seien Sie vorsichtig mit dem Einsatz von Zitrusdüften. Die Vierbeiner mögen diese frischen, zitronigen Aromen nicht so gern, da sie zu intensiv sind und teilweise zum Niesen reizen. Zu den Zitrusdüften gehören zum Beispiel die Aromen aus Zitrone, Melisse, Limette, Orange und Grapefruit.

Zitrusdüfte sind nicht für die sensiblen Hundenasen geeignet.

Vorsicht!

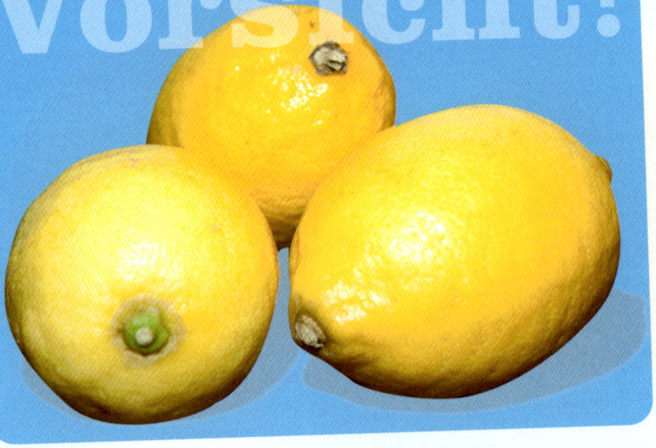

Anwendungsgebiete beim Hund

Durch den kontrollierten und gut abgestimmten Einsatz von ätherischen Ölen sollen Körper und Seele positiv beeinflusst werden. In der Verhaltenstherapie kann die Aromatherapie optimal unterstützen, und die gemütliche Stunde profitiert von dem duftenden Raumklima.

Der psychisch stabile und unauffällige Vierbeiner wird sich durch den Einsatz von Duftstoffen leichter entspannen können und andere Wellnessanwendungen genießen. Der ängstliche, nervöse und hyperaktive Hund wird schneller ruhig, kann sich fallen lassen und entspannen.

Anwendungsgebiete von Aromen:

- **Wellness**
- **Ängstliche Hunde**
- **Nervöse und hyperaktive Hunde**

Wirkungen

Aromaöle können unter Umständen auch bei körperlichen Erkrankungen zum Einsatz kommen. Wir wollen uns hier aber auf die positive Wirkung auf die Hundeseele beschränken.

Auch unsere Hunde haben individuell unterschiedliche Vorlieben. Was für den einen Vierbeiner ein Wohlgeruch ist, ist für den anderen eher ein Gestank.

Hauptsächlich sollen die hier vorgestellten Aromen eine behagliche Atmosphäre bereiten – richtig eingesetzt, können sie sowohl bei uns als auch bei unserem Hund eine entspannende, beruhigende und harmonisierende Wirkung entfalten.

Wirkung der ätherischen Öle im Überblick:

- **Entspannend**
- **Beruhigend**
- **Konzentrationsfördernd**
- **Stärkend**
- **Aufmunternd, aufheiternd**
- **Ausgleichend**
- **Harmonisierend**
- **Steigerung des Wohlbefindens**

Gegenanzeigen

Für die Aromatherapie gibt es nur wenige Gegenanzeigen. Das Wichtigste ist, dass unser Hund den gewählten Duft als angenehm empfindet. Aber auch unserer eigenen Nase sollte das Aroma ein gutes Gefühl bereiten. Nur wenn wir uns wohlfühlen und es uns gemütlich machen können, wird auch unser Hund entspannen.

Außerdem sollten weder Sie noch Ihr Hund unter Epilepsie oder Allergien leiden. Auch bei einer Trächtigkeit

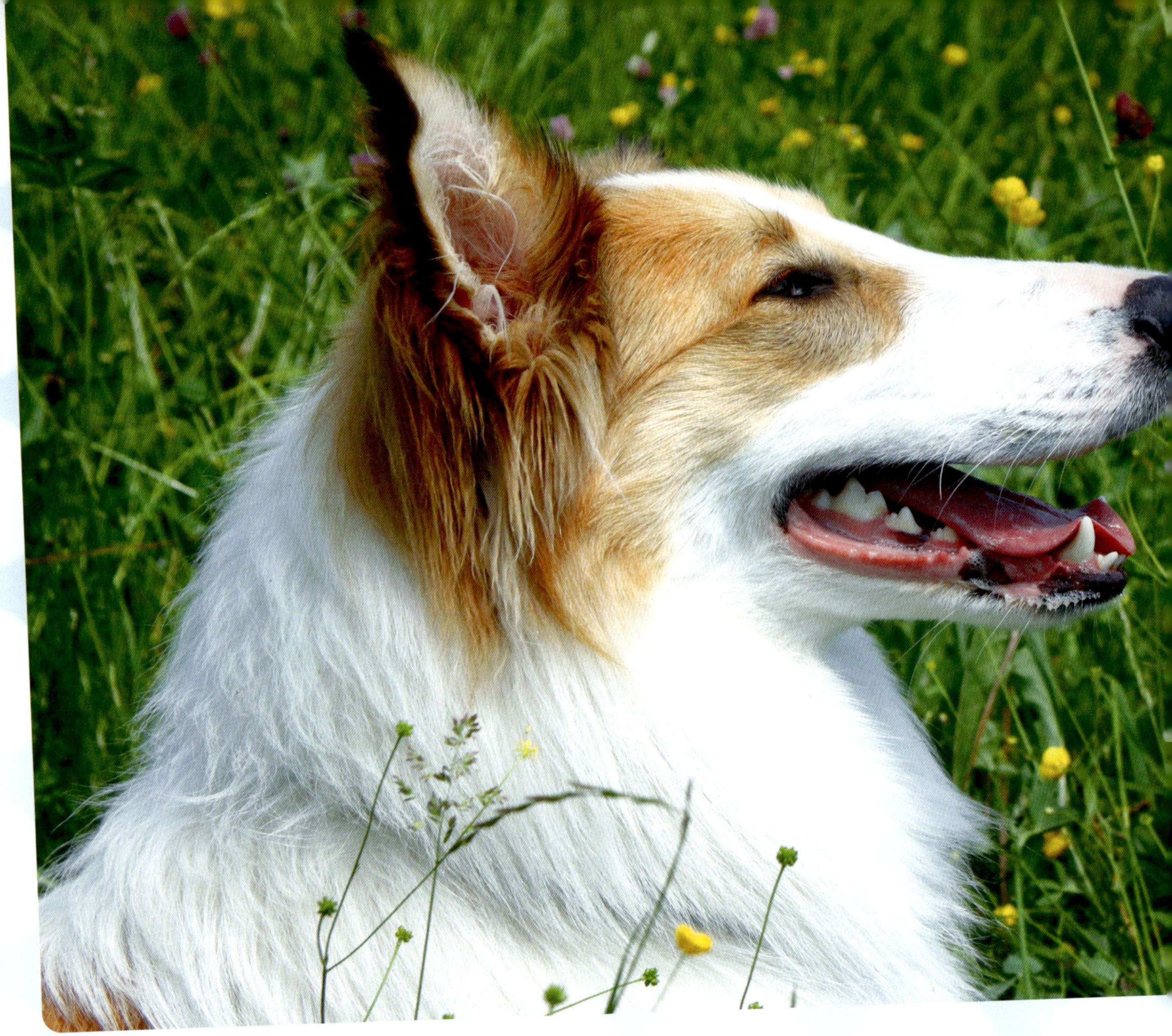

Wie eine Kräuterwiese: Aromen entspannen und harmonisieren unseren geliebten Vierbeiner. (Foto: animals digital/Thomas Brodmann)

beziehungsweise Schwangerschaft oder wenn Babys im Haus sind, sollte von der Aromatherapie Abstand genommen werden. Eine Ausnahme stellt hier die sanfte Duftnote von Lavendel dar.

Wie schon zuvor erwähnt, sind Zitrusdüfte wie Zitrone, Limette und so weiter nicht für die feinen Hundenasen bestimmt. Und denken Sie an den Leitsatz bei der Verwendung von ätherischen Ölen: Weniger ist mehr.

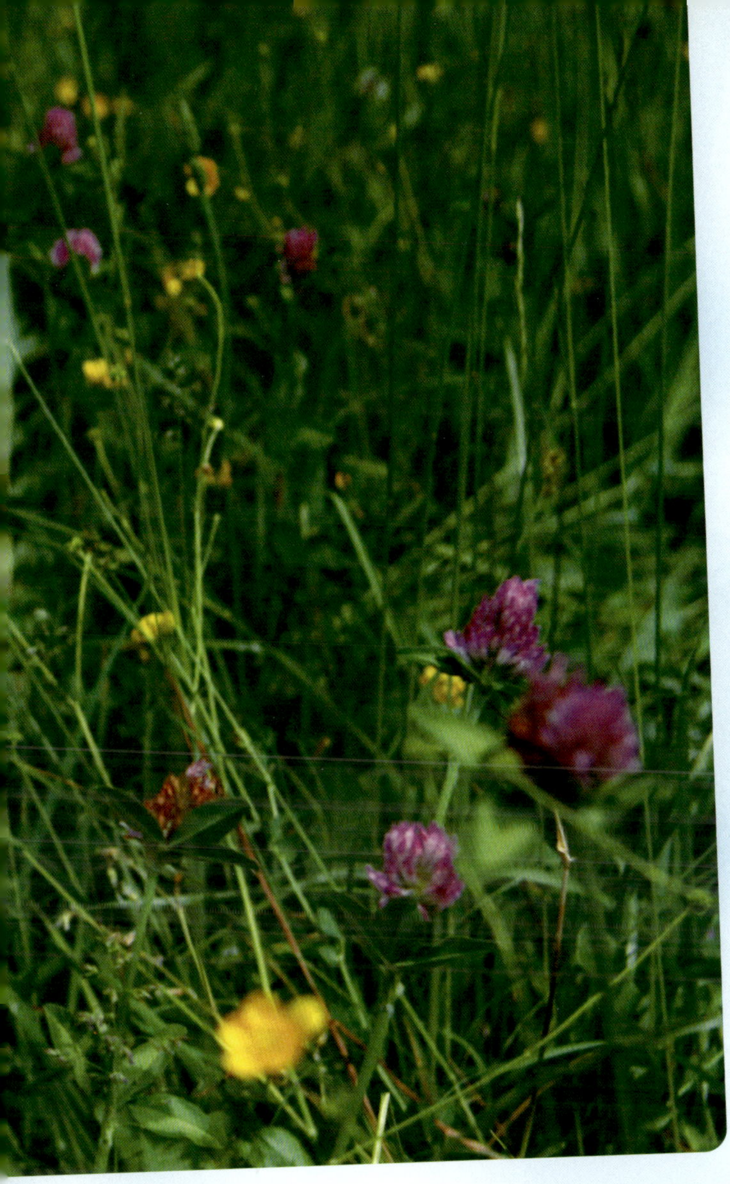

Praktische Tipps zur Durchführung

Die Aromatherapie ist mit einfachen Mitteln durchführbar und steigert die Qualität Ihrer Wellnessstunden mit Hund.

Die Aromen können eine gemütliche Kuschelstunde optimal unterstützen oder auch in Kombination mit anderen Wellnessanwendungen durchgeführt werden. Die entspannende Wirkung einer Massage, einer Wärmeanwendung oder einer Atemtherapie wird durch den Einsatz von Düften noch intensiviert.

Zuallererst sollten Sie herausfinden, welcher Duft Ihrem Vierbeiner und auch Ihnen gefällt. Nehmen Sie sich hierzu Zeit und beachten Sie die Reaktion Ihres Hundes genau. Nur wenn dem Tier die Duftnote zusagt, wird es entspannen können.

Testen Sie ruhig zwei bis drei unterschiedliche Düfte, indem Sie jeweils einen Tropfen Aromaöl auf ein kleines Kissen träufeln und dieses Ihrem Hund vor die Nase halten oder ihm den Duft leicht zufächeln.

Die Reaktionen können individuell unterschiedlich ausfallen. Bei Nichtgefallen wenden einige Hunde nur den Kopf ab, andere wiederum verlassen sogar den Raum.

Empfindet der Hund den Geruch als angenehm, wird er dies durch sein Verhalten deutlich zeigen. Wendet er sich

Gegenanzeigen der Aromatherapie:

- Epilepsie
- Allergien
- Trächtigkeit
- Individuelle Vorlieben und Abneigungen beachten
- Keine Zitrusdüfte verwenden

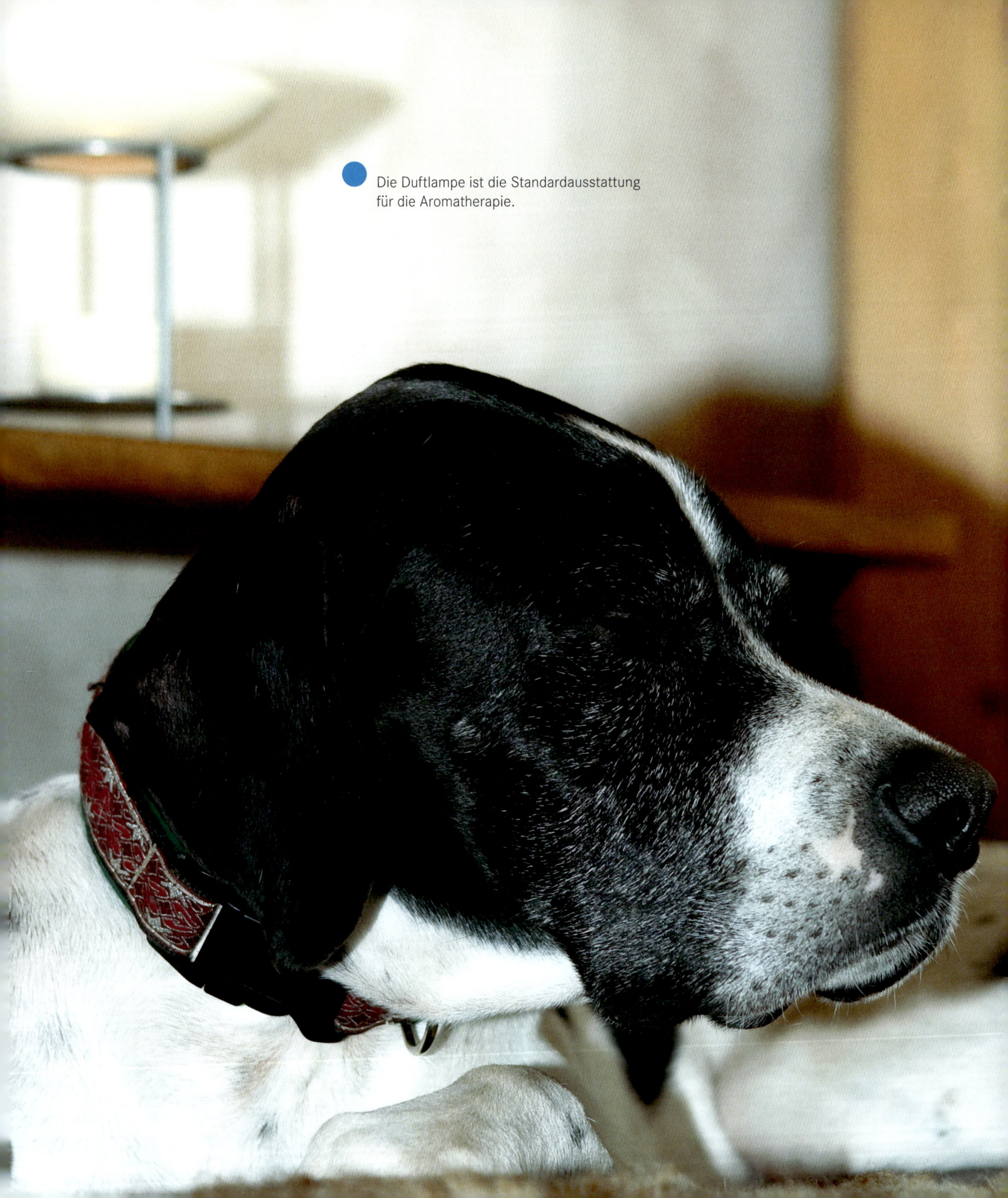

Die Duftlampe ist die Standardausstattung für die Aromatherapie.

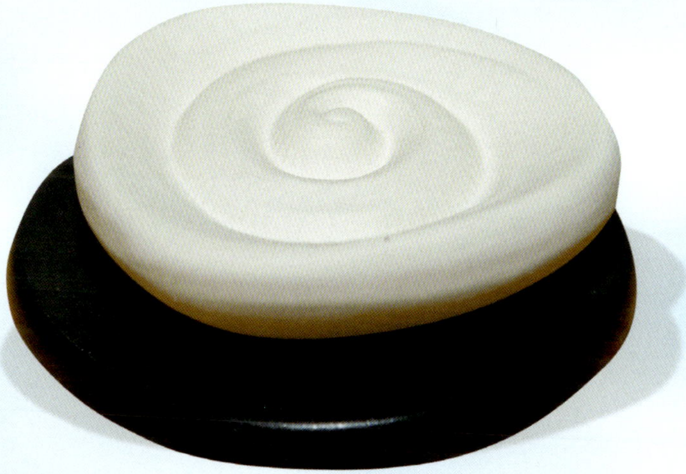

Duftsteine sind kostengünstig und ein guter Einstieg in die Welt der Aromen.

ab, verlässt den Platz neben uns oder geht sogar aus dem Raum, sollten Sie eine andere Duftnote wählen.

Wenn Sie nun das passende Aromaöl herausgefunden haben, gibt es verschiedene Anwendungsmöglichkeiten. Günstig im Handel erhältlich sind Duftlampen, Duftsteine und Duftkissen. Etwas teurer dagegen sind Thermoduftsteine und Duftbrunnen.

Duftlampen werden mit einem Teelicht oder elektrisch erhitzt. In die obere Schale kommt ein wenig Wasser mit einigen Tropfen Aromaöl.

Da aller guten Dinge drei sind, möchte ich die beiden Leitsätze noch einmal erwähnen: „Weniger ist mehr“, und: „Viel hilft nicht viel.“

Als kleine Faustregel gilt:

Für die Aromatherapie genügt ein Tropfen Öl pro zehn Kilogramm Körpergewicht des Hundes.

Wird die Duftlampe mit einer Kerze betrieben, erhöht dies zwar den Wellnessfaktor, aber auch die Brandgefahr. Die Lampe sollte so stehen, dass der Hund sie nicht umwerfen kann.

Duftsteine sind für weniger als zehn Euro im Internet erhältlich. Hier wird das ätherische Öl direkt aufgeträufelt und verfliegt in der Raumluft. Dieser Stein wird nicht erwärmt, die Verdunstung dauert somit länger und ist etwas weniger intensiv. Zu Beginn der Therapie bietet sich so ein sanfter Einstieg für die sensible Hundenase.

Thermoduftsteine werden elektrisch erhitzt und sind um einiges teurer als ein normaler Duftstein. Diese Anschaffung lohnt nur, wenn regelmäßig mit Aromen gearbeitet wird.

Duftkissen sind ebenfalls günstig zu erwerben und oft mit Getreidekörnern und Lavendel befüllt. Zur Intensivierung können diese in der Mikrowelle oder dem Backofen erwärmt werden.

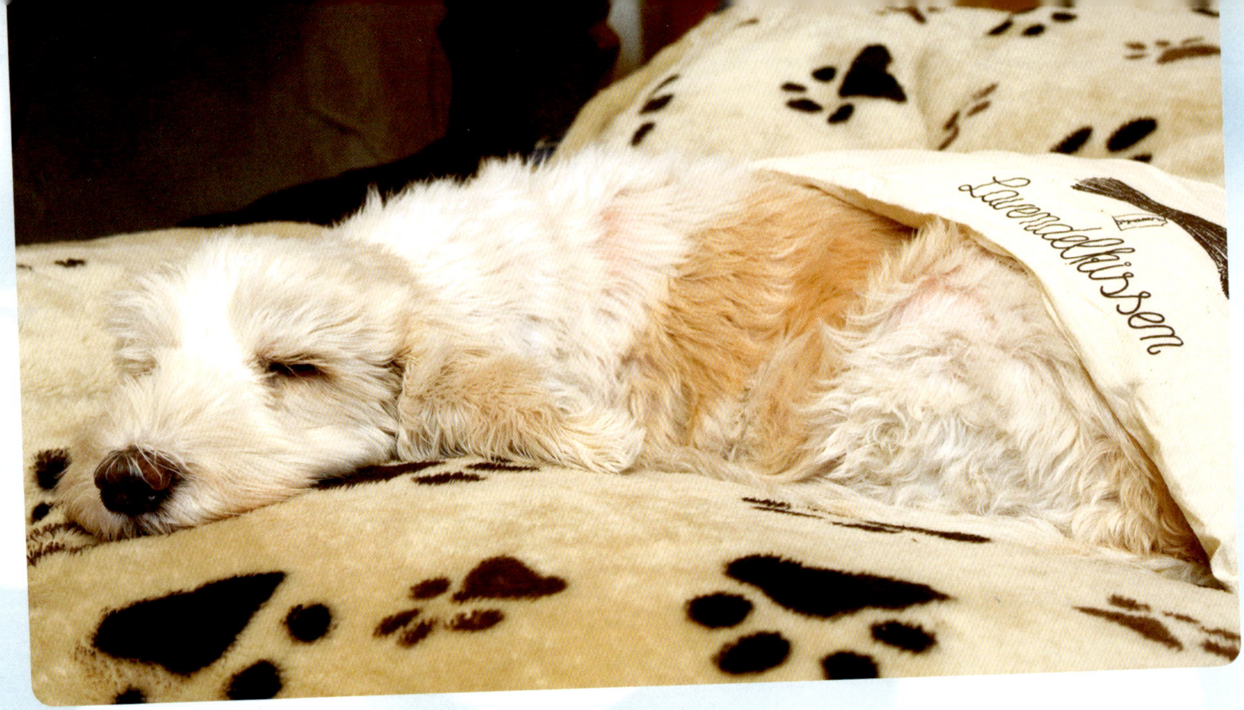

Duft und Wärme – eine optimale Kombination

Diese duftenden Kissen können auch einfach selbst hergestellt werden. Aus ein wenig Stoff, Dinkelspreu, getrockneten Lavendelblüten und einigen Tropfen Lavendelöl ist schnell ein gemütliches Duftkissen genäht. Für den kleineren Hund kann es sogar in Körbchengröße hergestellt werden.

Etwas ganz Besonderes ist der Duftbrunnen. Hier findet sich im Fachhandel eine breite Auswahl, die Preise sind allerdings recht hoch.

Dem Wasser wird etwas Duftöl beigemischt und der Brunnen dann angestellt. Neben der duftenden Raumluft wirkt hier noch das sanfte und beruhigende Plätschern des Wassers.

Die Arbeit mit ätherischen Ölen kann die Wellnesszeiten mit unserem Vierbeiner interessant gestalten. Probieren Sie ruhig verschiedene Düfte und auch Duftkompositionen aus.

Nur sollte es nicht übertrieben werden. Zwei- bis dreimal wöchentlich ist absolut ausreichend. Sie wissen doch: Weniger ist mehr!

Der Duftbrunnen schafft eine wunderbar heimelige Atmosphäre.

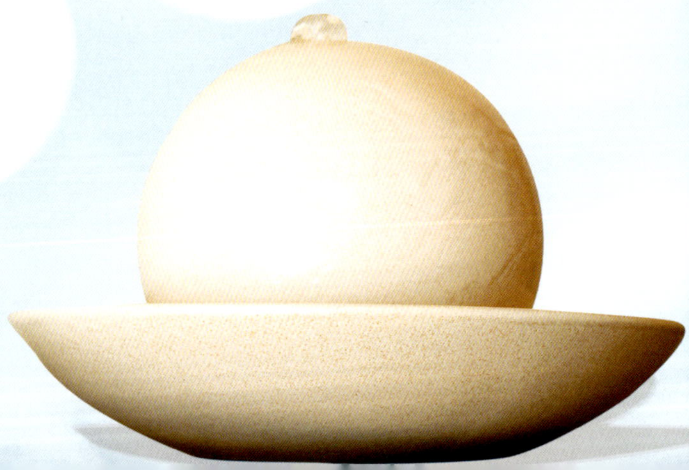

Zehn dufte Tipps

- Lavendel hat eine beruhigende, ausgleichende und entspannende Wirkung auf die Sinne.

- Rosenöl ist eine kleine Kostbarkeit. Der warme, liebliche Duft macht's gemütlich.

- Duftmischungen schaffen Alternativen zu Einzelaromen.

- Die Duftlampe verströmt ihr Aroma zusammen mit flackerndem, heimeligem Kerzenschein.

- Duftkissen sind schnell selbst herstellbar und eine gute Kombination aus Duft und Wärme.

- Duftsteine sind ideal zum Einstieg in die Welt der Düfte.

- Ein Thermoduftstein ist ein dufter Tipp zum regelmäßigen Gebrauch.

- Der Duftbrunnen schafft eine besonders schöne, wohlige und gemütliche Atmosphäre.

- Denken Sie immer an die Leitsätze: „Weniger ist mehr“, und: „Viel hilft nicht viel.“

- Vorsicht: Zitrusdüfte sind nicht für sensible Hundenasen geeignet.

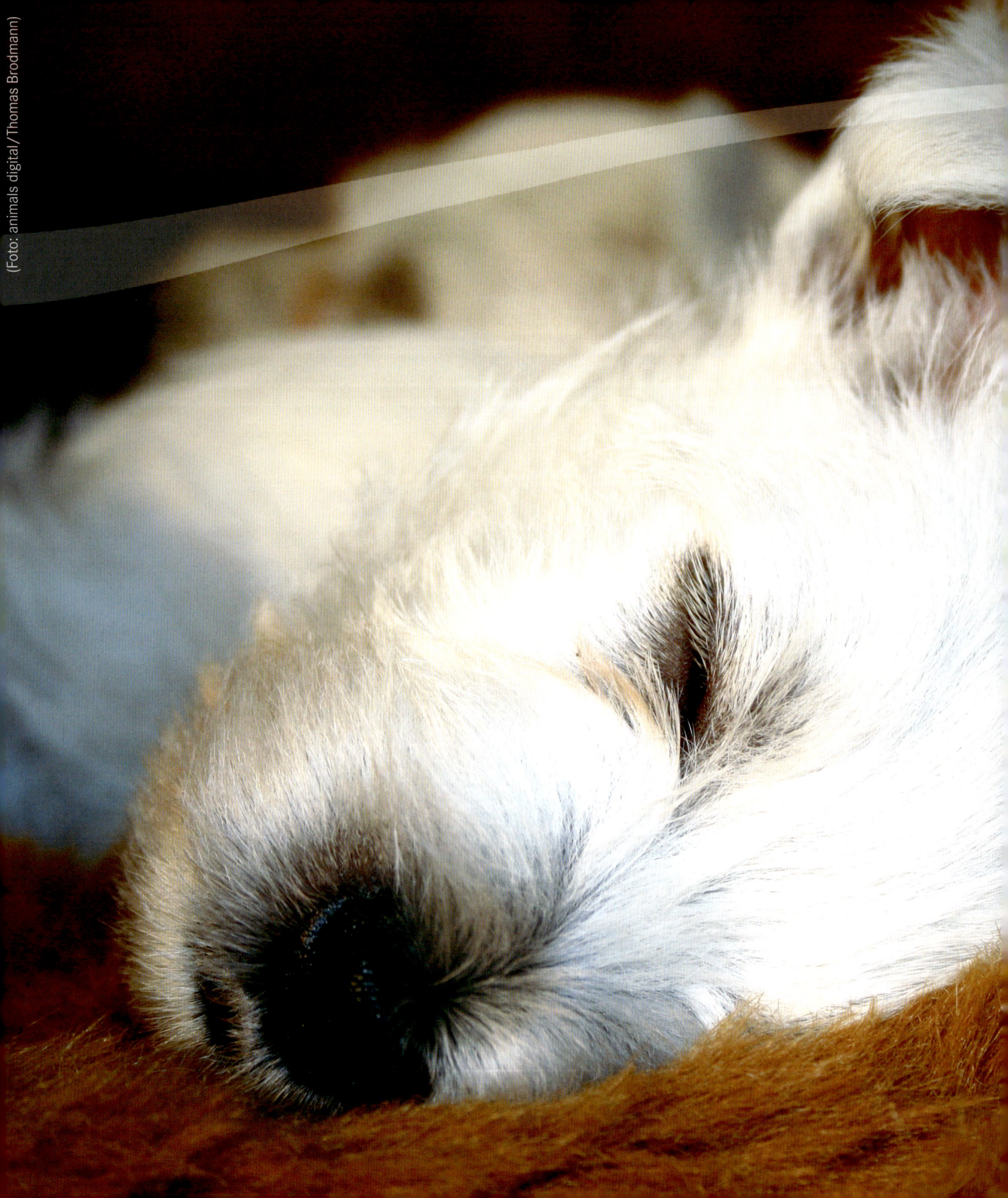

(Foto: animals digital/Thomas Brodmann)

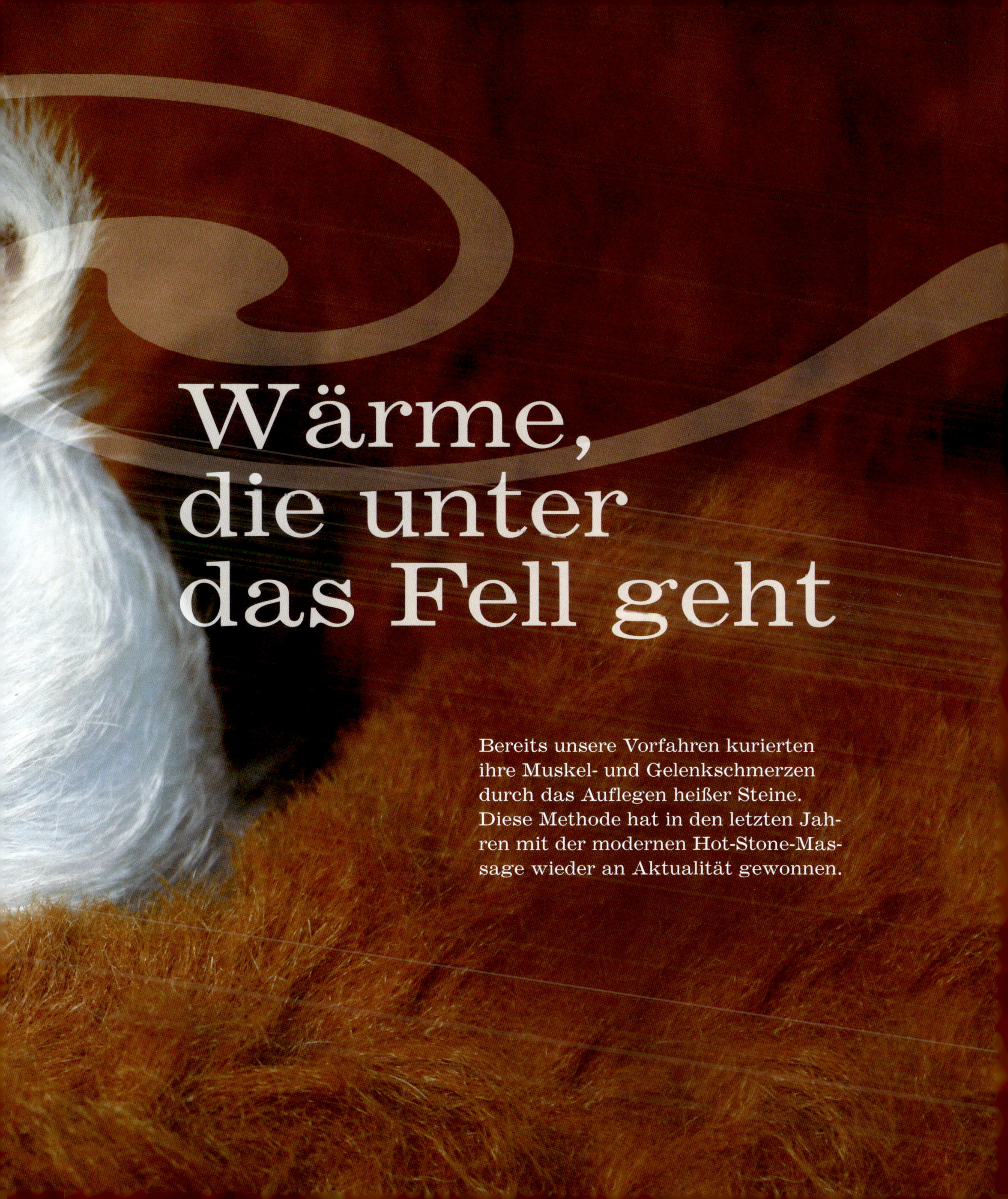

Wärme, die unter das Fell geht

Bereits unsere Vorfahren kurierten ihre Muskel- und Gelenkschmerzen durch das Auflegen heißer Steine. Diese Methode hat in den letzten Jahren mit der modernen Hot-Stone-Massage wieder an Aktualität gewonnen.

Wärme- und Kälteanwendungen sind alte Hausmittel, auf die wir auch heute nicht verzichten sollten.

Bei kalten Füßen, Bauchweh, Blasenentzündungen und schmerzhaften Verspannungen im Nacken legen wir eine Wärmflasche oder ein warmes Körnerkissen auf den betroffenen Bereich. Bereits unsere Großmütter versorgten Prellungen, Insektenstiche und akute Verletzungen mit kalten Umschlägen oder Eiswürfeln. Die Erste Hilfe bei kleinen Verbrennungen besteht im Kühlen mit einem Wasserstrahl.

In Ihrer Hausapotheke findet sich bestimmt ebenfalls eine Flasche mit Eisspray, in der Tiefkühltruhe liegt eine Kühlpackung und im Badezimmerschrank warten das Körnerkissen oder die Rotlichtlampe.

Warme und kalte Temperaturen wirken fast auf den gesamten Körper und beeinflussen die Wärmeregulation.

Wohlige Temperaturen mit heißer Wirkung

Durch Wärme wird der Stoffwechsel im Hundekörper angeregt. Der Transport von Sauerstoff und Nährstoffen wird aktiviert und Stoffwechselabfallprodukte werden leichter ausgeschwemmt.

Bei Menschen wurde wissenschaftlich erwiesen, dass bei einem Überwärmungsbad, durch das die Körpertemperatur um knapp zwei Grad anstieg, vermehrt weiße Blutkörperchen und erhöhte Kortisolwerte entstanden.

Weiße Blutkörperchen sind für die Immunabwehr zuständig. Somit können geschwächte Abwehrkräfte durch eine Wärmeanwendung gesteigert werden. Das Hormon Kortisol erhöht den Blutzuckerspiegel, stimuliert den Eiweißstoffwechsel und verbessert das Immunsystem. Kortisol ist mit dem bekannten Medikament Kortison eng verwandt. Kortison wird unter anderem zur Entzündungshemmung eingesetzt.

Diese Mechanismen finden nicht nur bei uns, sondern auch in unserem Vierbeiner statt.

Wärmeanwendungen stärken das Immunsystem.

Lang andauernde Wärme lindert Schmerzen und entspannt die Muskulatur. Die Regenerationsfähigkeit des Körpers wird gesteigert. Neben diesen körperlichen Gesichtspunkten schafft wohlige Wärme eine gemütliche Atmosphäre und bringt auch auf psychischer Ebene Ruhe und Entspannung.

Anwendungsgebiete beim Hund

Wärme assoziieren wir mit Gemütlichkeit – denken wir nur an die heiße Tasse Tee, das warme Schaumbad, das kuschelig-wärmende Lammfell und die von Oma selbstgestrickten dicken Socken.

Daher ist jegliche Form von Wärme bestens geeignet, um eine gemütliche Atmosphäre zu schaffen sowie den Hund zu entspannen und zu regenerieren.

Auch bei körperlichen Erkrankungen ist ein Einsatz von Wärme gut geeignet und kann Beschwerden lindern. Wichtig ist hier, dass der Hund keine Erkrankungen hat, die durch Wärmeeinsatz verschlechtert werden könnten (siehe Seite 59 zu den Gegenanzeigen). Im Zweifel fragen Sie Ihren Tierarzt um Rat!

Wärme ist ideal bei chronischen Beschwerden der Gelenke wie bei Arthrosen und der häufig vorkommenden Hüftgelenksdysplasie. Auch bei Erkrankungen von Blase und Nieren ist eine Wärmeanwendung optimal. Weiterhin dient die Wärmetherapie der Vorbereitung auf eine Massage und der Beruhigung von nervösen Hunden.

Wann kann Wärme angewandt werden?

- **Als Wellnessfaktor**
- **Zur Vorbereitung auf eine Wellnessmassage**
- **Bei nervösen und ängstlichen Hunden**
- **Bei chronischen Erkrankungen der Gelenke**
- **Bei Erkrankungen von Blase und Nieren**

Wirkungen

Wärme entspannt Körper und Seele. Neben der psychischen Beruhigung wird auch die Muskulatur lockerer und weicher. Weiterhin wird die Durchblutung gesteigert, das Gewebe erwärmt und der Stoffwechsel in den Zellen erhöht. Die Blutgefäße erweitern sich und die Spannung in der Muskulatur nimmt ab.

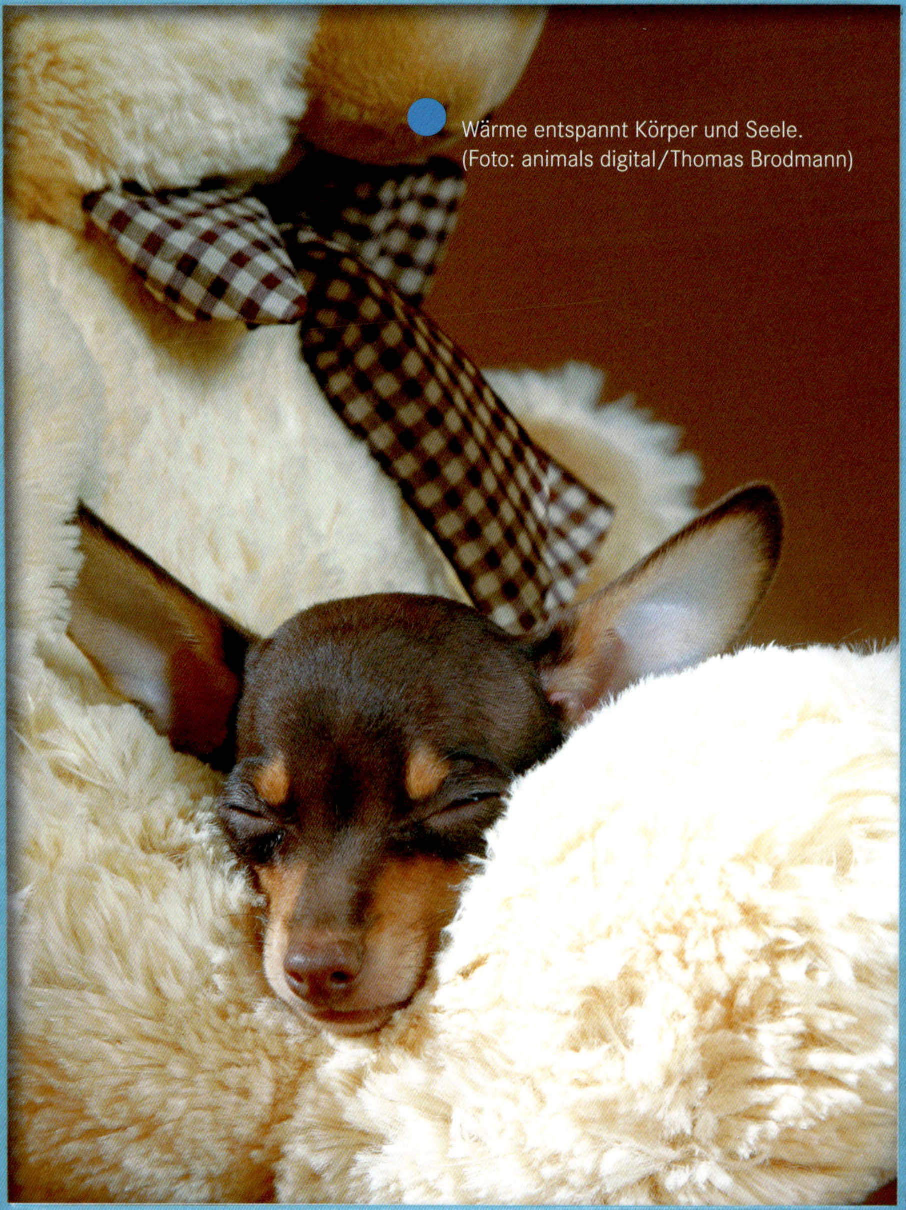

Wärme entspannt Körper und Seele.
(Foto: animals digital/Thomas Brodmann)

Auch hat die Wärmetherapie eine schmerzlindernde Wirkung und ist daher ideal bei Hunden mit Verschleißerkrankungen und alten Tieren.

Wirkungen von Wärme:

- Gemütlichkeit
- Entspannung, Beruhigung
- Schmerzdämpfung
- Erhöhung der Durchblutung
- Erwärmung des Gewebes
- Steigerung des Zellstoffwechsels
- Senkung der Muskelgrundspannung

Gegenanzeigen

Bevor eine Wärmetherapie durchgeführt wird, müssen Gegenanzeigen abgeklärt werden.

Im Zweifel fragen Sie Ihren Tierarzt um Rat und lassen Ihren Hund einmal kurz durchchecken.

Eine Wärmeanwendung darf bei einer Herzerkrankung, bei akuten Entzündungsprozessen, Fieber, Krebserkrankungen und direkt auf offenen Wunden und Ekzemen nicht durchgeführt werden.

Außerdem ist die Wärmetherapie nicht geeignet für Hunde mit Gefühlsstörungen, bedingt durch Nervenerkrankungen, da diese die Wärme nicht mehr fühlen können. Hier besteht die Gefahr von Verbrennungen.

Vorsicht!

Bei diesen Erkrankungen darf keine Wärme eingesetzt werden:

- Herzerkrankungen – hier fragen Sie bitte Ihren Tierarzt
- Akute Entzündungen
- Fieber
- Krebserkrankungen
- Offene Wunden, Ekzeme
- Nervenerkrankungen (Gefühlsstörungen)

Praktische Tipps zur Durchführung

Eine Wärmetherapie kann mit einfachen Hilfsmitteln schnell und unkompliziert durchgeführt werden.

Zu Beginn sollten Sie feststellen, wie Ihr Hund auf Wärme reagiert. Temperaturen werden individuell unterschiedlich wahrgenommen und gemocht. Manche Hunde sind eher kälteliebend, andere haben es lieber mollig warm.

Stellen Sie sich folgende Fragen und testen Sie dann den Einsatz von zwei oder drei verschiedenen Wärmeträgern mit unterschiedlichen Temperaturen.

Welcher Wärmetyp ist mein Hund?

Wo hält mein Hund sich am liebsten auf? Im Körbchen vor der Heizung? Auf dem Sofa, unter der Decke eingekuschelt? Schläft er nachts an mich geschmiegt, bis über die Nasenspitze zugedeckt?
Dann haben Sie den klaren Wärmeliebhaber an Ihrer Seite. Diese Hunde werden die Wärmeanwendungen genießen und lieben.

Oder liegt mein Hund eher auf den kühlen Fliesen im Hauseingang? Sucht er sich schon bei lauen Temperaturen kühle Schattenplätze? Lebt er erst bei Minusgraden richtig auf?
Wenn Sie diese Fragen bejahen, ist Ihr Hund ein Kältetyp und mit warmen Temperaturen wohl nicht zu locken.

Es gibt rassetypische Unterschiede, aber auch innerhalb einer Rasse eher kälte- oder wärmeliebende Vertreter. Generell sind nordische Hundetypen, langhaarige Herdenschutzhunde, Neufundländer, Bernhardiner, Landseer, Leonberger und einige Gebrauchshunderassen kälteliebend. Die meisten Kurzhaarhunde wie Staffordshire Bullterrier und Molosser, Jagdhunde und kleine Rassen sind eher für die Wärmetherapie zu gewinnen.

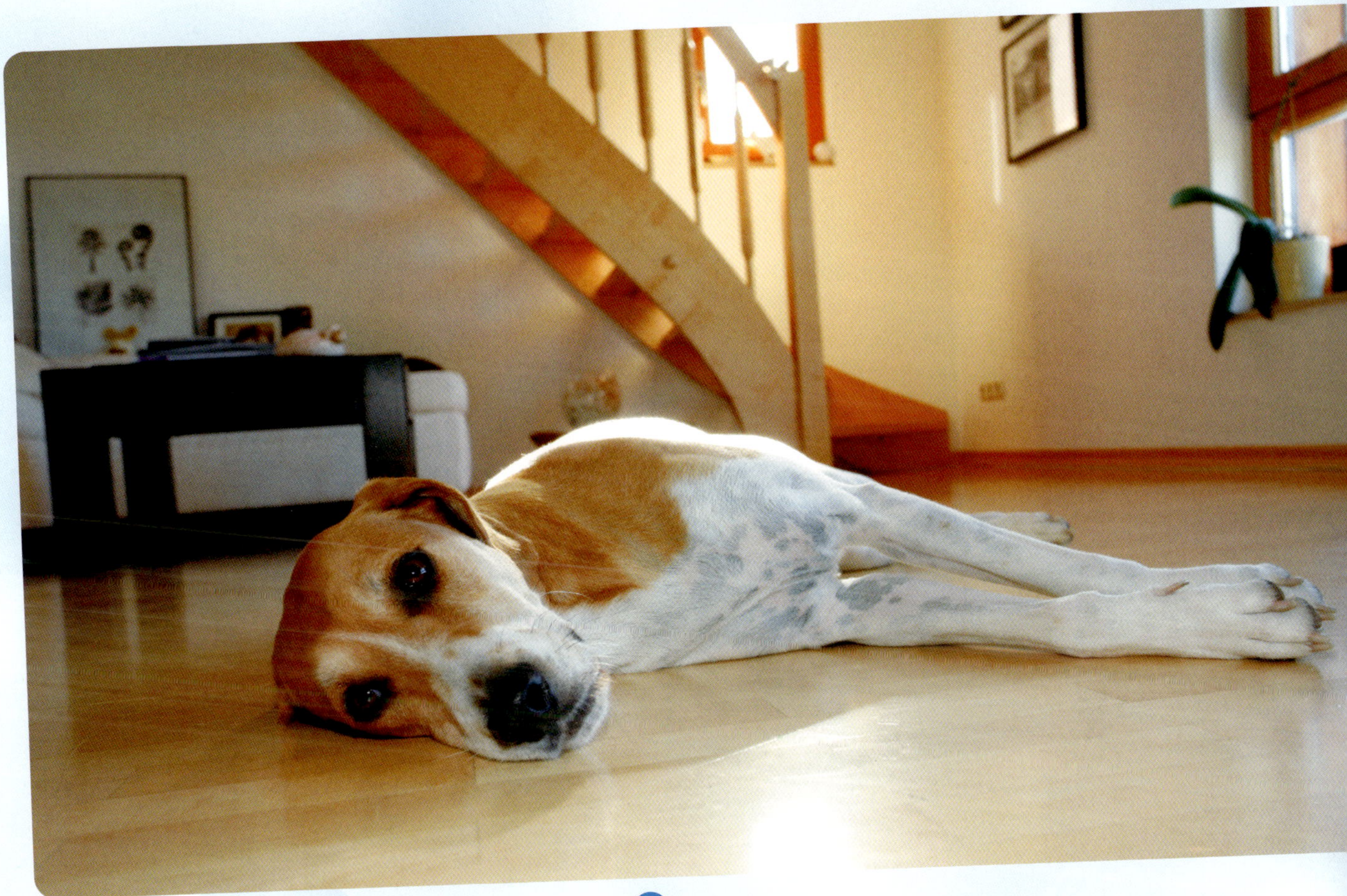

Manche Hunde lieben kühle Liegeplätze – dann ist eine Wärmebehandlung vielleicht nicht die beste Idee.
(Foto: animals digital/Thomas Brodmann)

Weiterhin spielen auch Alter und Krankheiten des Hundes eine Rolle. Mit steigendem Lebensalter können sich auch die Vorlieben hinsichtlich des Temperaturempfindens verändern. Seniorhunde haben es oftmals lieber mollig warm.

Wie einzigartig jeder Hund in seinem Temperaturempfinden ist, kann ich aus eigener jahrelanger Erfahrung sagen: Meine inzwischen verstorbene Rottweilerhündin Lotte war zeit ihres Lebens ausgesprochen wärmeliebend. Kälte war ihr zuwider und sie fühlte sich dann auch schnell unwohl. Mitverantwortlich dafür waren wahrscheinlich auch ihre vielen Gelenkerkrankungen.

Balou, ein Mischling aus Rottweiler und Bouvier des Flandres, besaß das typisch dicke Fell des Bouviers. Bis zu seinem achten Lebensjahr liebte er kühle Plätze, kalte Fliesenböden und eisige Wintertage. Dann wandelten sich seine Vorlieben. Bis zu seinem Tod mit zwölf Jahren wurde er immer wärmeliebender. Sein auserkorener Lieblingsplatz war dicht neben dem Kaminofen; in der kälteren Jahreszeit trug er einen gefütterten Hundemantel.

Temperaturempfinden ist individuell unterschiedlich.

Unser jetziges Familienrudel ist ebenfalls gespalten. Der angehende Senior Ferdinand, ein knapp zehnjähriger Pointerrüde, zeigt schon bei Temperaturen weit über dem Gefrierpunkt, dass er fröstelt. Im Sommer brät er stundenlang in der Sonne, im Winter liegt er fast unter dem Kaminofen. Wird es ihm sogar auf seinem Sofa mit dem dicken Lammfell des Nachts zu kalt, könnte es passieren, dass er versucht, tief unter die Bettdecke zu krabbeln.

Unser Dreamteam, die beiden schwarzen Mädels, sind genau das Gegenteil: je kälter, desto besser. Jule, ein Bouvier des Flandres, und Sonja, die ungarische Mischlingshündin, sind so viel wie möglich draußen auf dem Grundstück. Aber nur, wenn es kalt genug ist. Bei Temperaturen über 20 Grad halten sich beide eher im Haus auf.

Eine plötzliche Änderung in den Temperaturvorlieben könnte auf eine schwerwiegende Erkrankung hindeuten und sollte tierärztlich abgeklärt werden.
Ist Ihr Hund aber einfach kälte- oder wärmeliebend, und das schon sein Leben lang, ist dies schlichtweg einer seiner Charakterzüge.

Wenn Ihr Hund ein heißer Typ ist, ist die Wärmeanwendung für eine gemütliche Wellnessstunde ideal. Bei einem Kälteliebhaber könnten Sie versuchen, mit eher lauwarmen Temperaturen Entspannung und Ruhe zu erreichen.

Als Wärmeträger kommen Körnerkissen, Rotlicht, Thermopackungen, Wickel, heiße Rolle, Heizdecken und der Hundemantel zum Einsatz.

Körnerkissen

Das Körnerkissen ist ein altbekanntes Hausmittel. Sie erhalten es auf jedem Wochenmarkt oder können aus Getreide und ein wenig Stoff ganz schnell selbst eines nähen. Der Vorteil hierbei ist, dass Sie die Größe direkt Ihrem Hund anpassen können.

Das Stoffsäckchen wird mit Getreidekörnern oder Dinkelspelz gefüllt. Dinkelspelz ist leichter als Gerste oder Roggen und daher auch ideal für kleinere Hunderassen. Kirschkerne sind weniger geeignet, da sie sehr hart sind – nicht so perfekt, damit es richtig wohlig, warm und gemütlich wird.

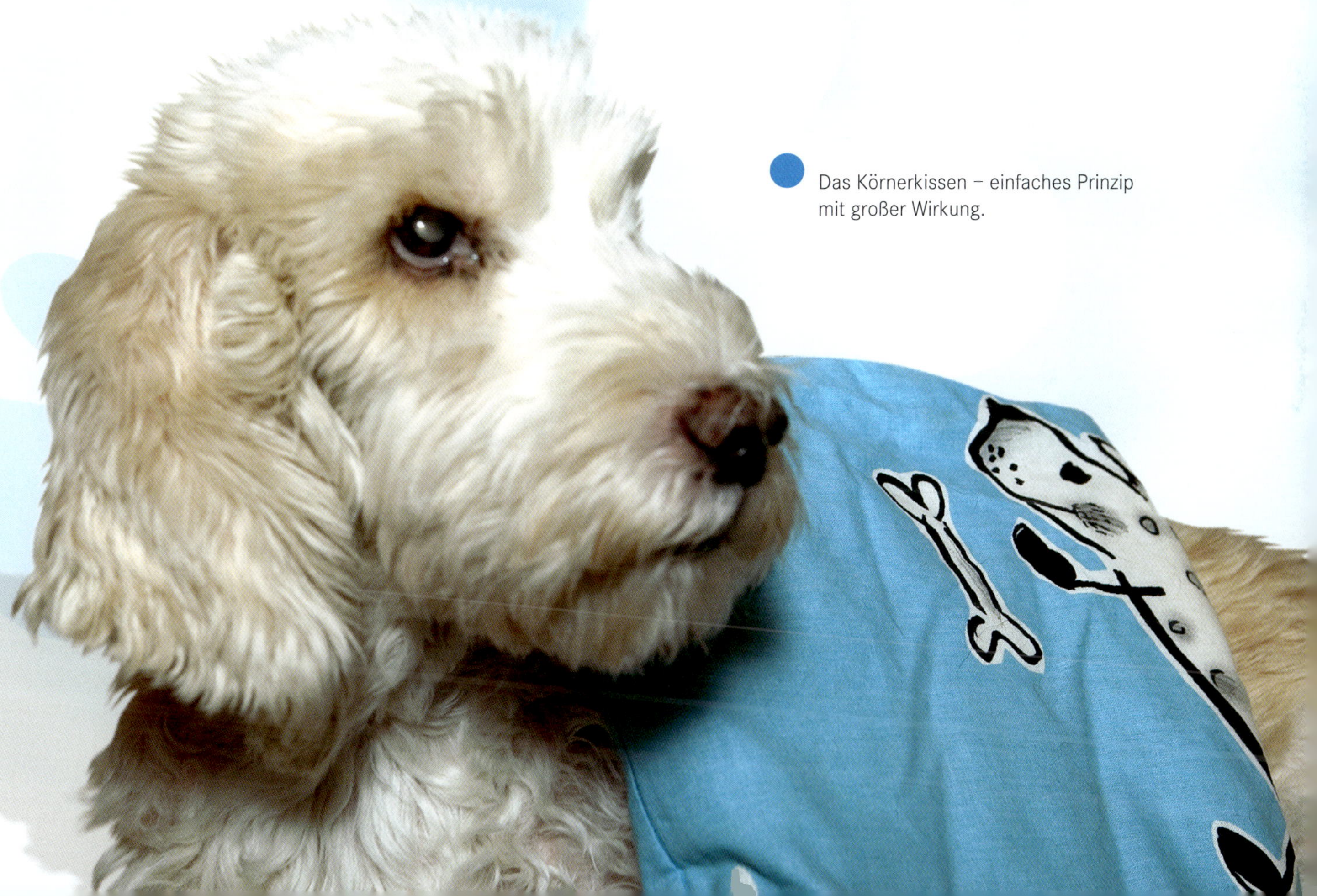

Das Körnerkissen – einfaches Prinzip mit großer Wirkung.

Körnerkissen sind schnell und einfach selbst herzustellen. Die Größe können Sie individuell an Ihr Tier anpassen.

Eine besonders angenehme Variante ist ein Körnerkissen mit Duftnote. Hier verbinden sich auf ideale Weise Wärme und Aroma. Diese Duftkissen bestehen aus Dinkelspreu und einigen Lavendelblüten. Mit etwas Lavendelöl können Sie den Duft noch intensivieren.

Die Kissen werden in der Mikrowelle oder dem Backofen erwärmt (ca. 3 Minuten bei 800 Watt in der Mikrowelle oder 15 Minuten bei 200 Grad im Backofen). Nach der Erwärmung wird die Temperatur des Kissens überprüft, sie sollte angenehm auf dem eigenen Arm sein. Beginnen Sie in den ersten Wellnesseinheiten mit lauwarmen Temperaturen und steigern diese langsam. Wird das Körnerkissen zwischen Hund und Mensch platziert, kann in Zweisamkeit gekuschelt werden und beide Partner erleben die wohltuende Wirkung der Wärme.

Eine andere Möglichkeit ist es, das Körnerkissen in das Körbchen des Hundes zu legen oder es im Schulter-Nacken-Bereich aufzulegen.

Leidet Ihr Hund an einer Arthrose, einer Verknöcherung der Wirbelsäule, an einer Blasenentzündung oder Bronchitis, wird das Kissen direkt auf dem betroffenen Bereich aufgelegt.

Das warme Körnerkissen kann bis zur Auskühlung auf dem Hund liegen bleiben.

Tipp

Durch häufigen Gebrauch trocknen die Körner aus und die Wärmespeicherung nimmt ab. Lagern Sie Ihr Kissen am besten im Badezimmer, dort können die Körner Feuchtigkeit aus der Raumluft aufnehmen.

Rotlicht

Die Rotlichttherapie ist wohl die bekannteste Anwendungsmöglichkeit von Wärme. Eine einfache Rotlichtlampe erhalten Sie für wenig Geld im Baumarkt oder im landwirtschaftlichen Handel. Dies sind Ferkellampen, die etwas größer sind und nicht nur den Hund, sondern auch den Halter bestrahlen.

Neben der Wärme wirkt bei Rotlichtlampen zusätzlich noch das Farbspektrum. Das Rotlicht fördert eine Entspannung.

Die Lampe sollte nicht zu nah an Hund und Mensch stehen, ein Mindestabstand von 25 bis 40 Zentimetern muss eingehalten werden.

Die Anwendungsdauer beträgt 10 bis 20 Minuten. Achten Sie auf die Reaktion Ihres Hundes. Bei Unwohlsein schalten Sie die Lampe schon früher aus.

Der Abstand zwischen Hund und Rotlichtlampe sollte 25 bis 40 Zentimeter betragen.

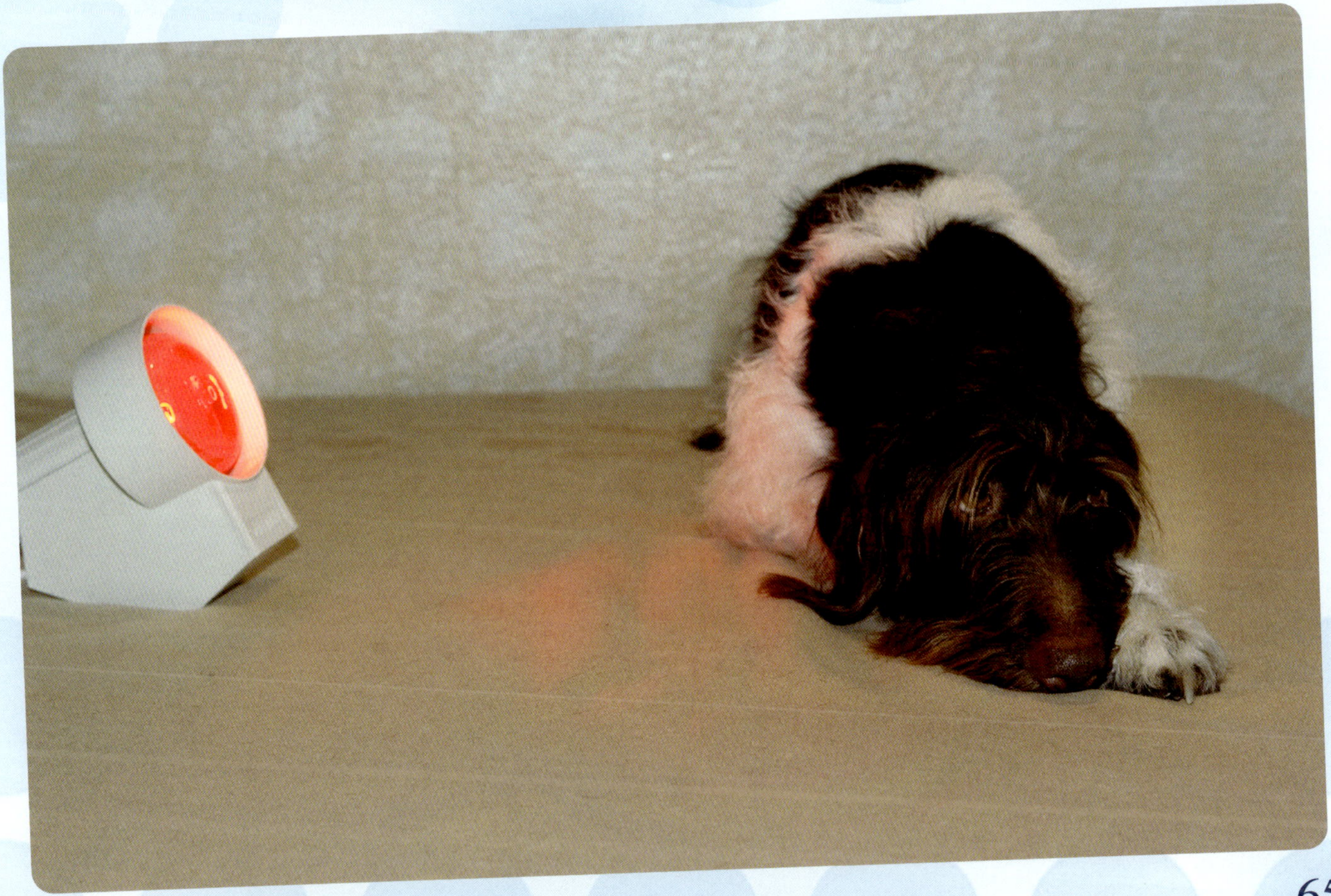

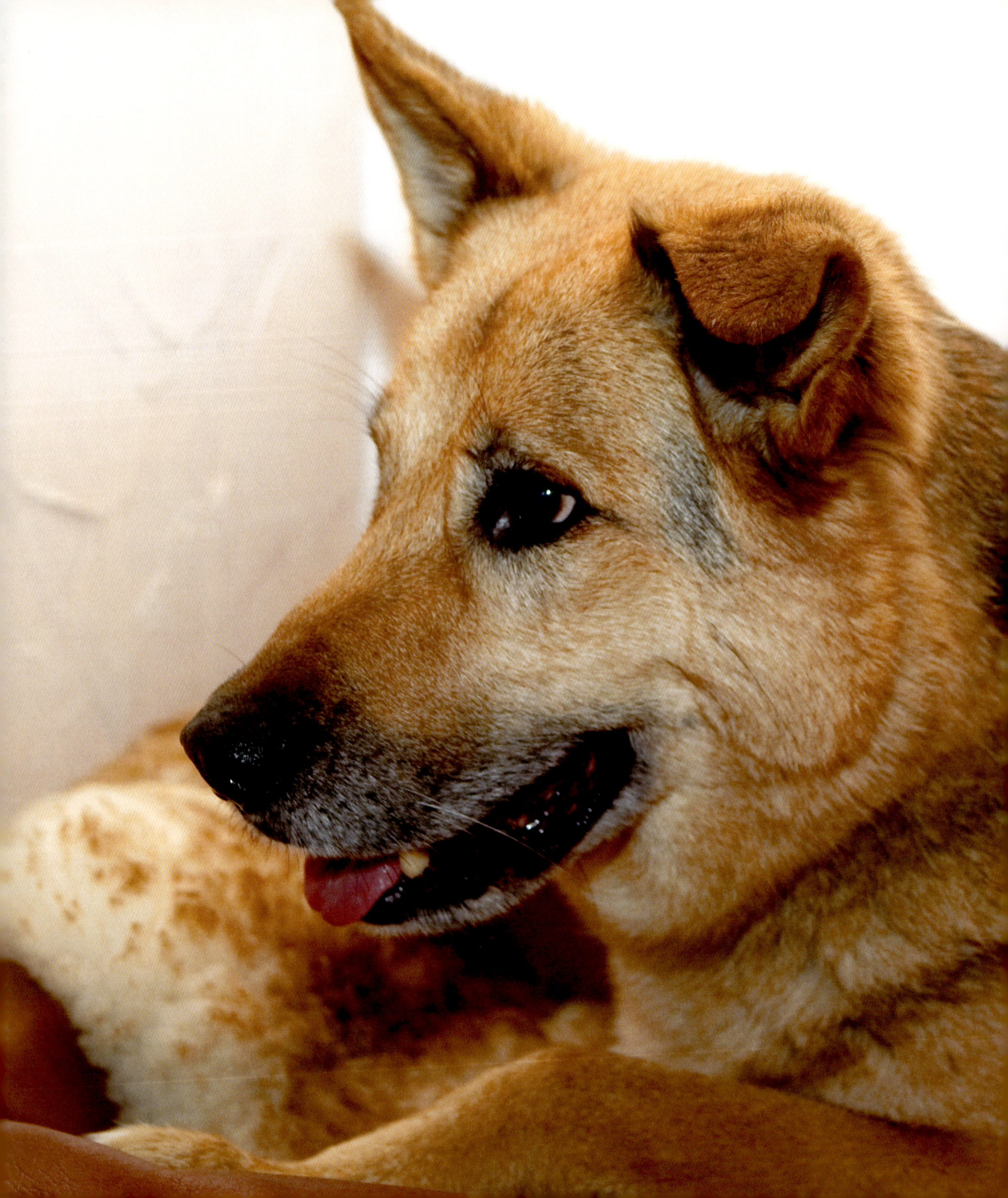

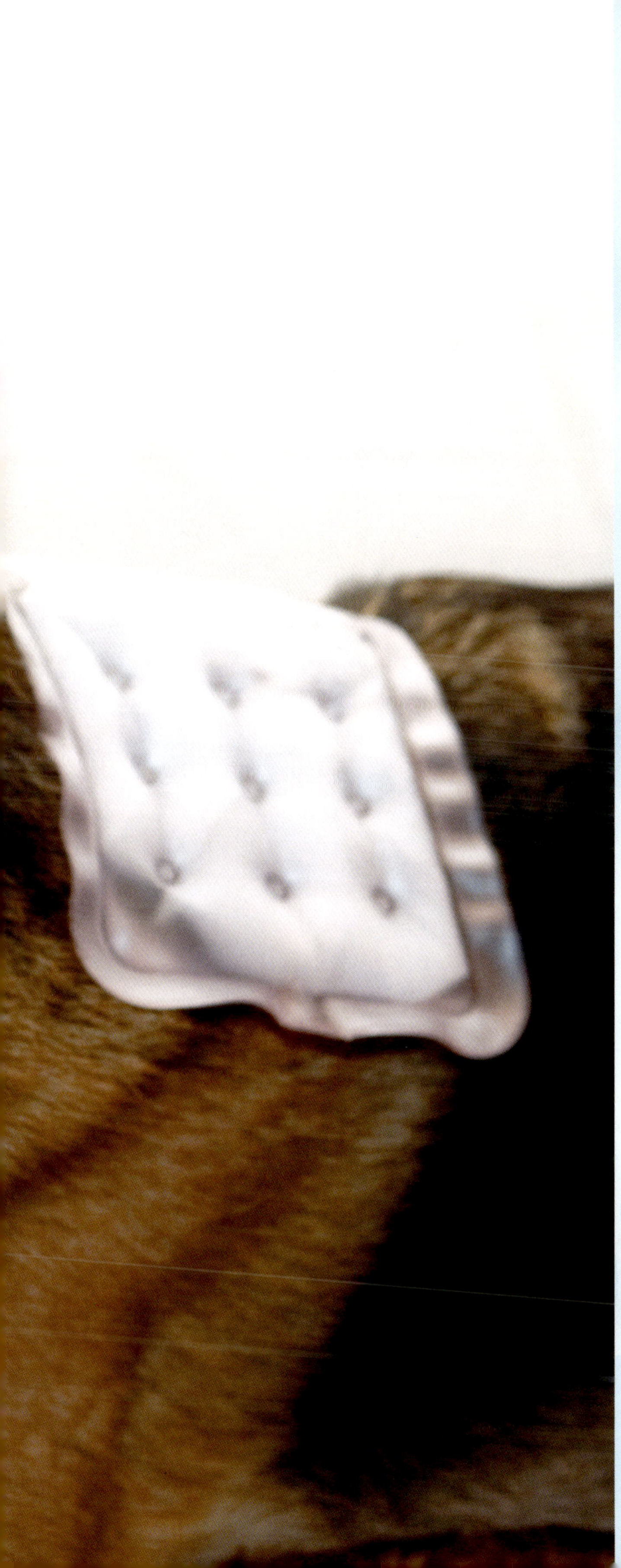

Thermopackungen

Thermopackungen werden im Winter überall im Handel als Taschenwärmer angeboten. Der Vorteil ist, dass sich diese Thermopackung selbst erwärmt, wenn Sie das kleine Metallteil im Inneren knicken. Sie benötigen keinen elektrischen Strom, heißes Wasser oder andere Hilfsmittel. Thermopackungen sind immer wieder neu aktivierbar, indem die erkaltete Packung in heißes Wasser gelegt wird, bis sie weich wird.

Diese Art der Wärmetherapie ist ideal für ein kurzes Aufwärmen auf dem Hundeplatz oder im kalten Auto nach dem Spaziergang. Gerade Hunde mit Gelenkerkrankungen sind dankbar dafür.

Für die Wellnessstunde daheim empfehle ich aber eher einen anderen Wärmeträger wie das Körnerkissen, das sich besser an den Hundekörper anschmiegt und die Wärme länger hält.

Warme Wickel

Die Therapie mit Wickeln gehört zu den ältesten Heilverfahren auf unserem Planeten. Wickel sind Umschläge, die um den Körper oder Körperteile des Hundes gelegt werden. Der enge Kontakt des Wickels vermittelt dem Hund ein Gefühl der Sicherheit, der Geborgenheit und der Abgrenzung nach außen. Das Gefühl für den eigenen Körper wird geschult und verbessert.

In der Verhaltenstherapie kann ebenfalls mit Körperbändern gearbeitet werden. Hat Ihr Hund Verlassensängste und heult bei Ihrer Abwesenheit, ist ein enges T-Shirt, am Bauch geknotet, ein guter Versuch, Ihrem Tier Sicherheit zu vermitteln.

Bei kleineren Hunden ist auch ein Babybody oder ein Strampelanzug geeignet.

Der Kontakt von Körper und Wickel vermittelt dem Hund ein Gefühl der Sicherheit, der Geborgenheit und der Abgrenzung nach außen.

Ein Wickel hat entweder eine wärmeentziehende oder wärmestauende Wirkung. Wir möchten uns hier ausschließlich auf warme Wickel beschränken. Schon die Vorbereitung und Zubereitung schafft Gemütlichkeit und Vorfreude auf die kommende Wellnesszeit für Sie und Ihren vierbeinigen Freund.

Ein Heißwasserwickel ist eine schnelle Methode, um die Vorteile der Wärme intensiv zu nutzen. Die feuchte Hitze wirkt noch intensiver und dringt tiefer ins Gewebe als die trockene Wärme des Körnerkissens.

Ein Geschirrhandtuch wird in einen Topf mit heißem Wasser getaucht und anschließend ausgewrungen. Die Wassertemperatur steht kurz vor dem Siedepunkt.

Damit Sie sich nicht verbrennen, nutzen Sie zum Auswringen zwei Holzlöffel. Das feuchtheiße Tuch wird direkt auf den Hund gelegt, mit einem weiteren Tuch und einer dicken Wolldecke bedeckt.

Haben Sie einen sehr kurzhaarigen Hund, können Sie das Tuch vorab ein wenig abkühlen lassen. Bei langhaarigen Tieren kühlt es schon ab, während die Wärme durch das Fell dringt.

Diesen Wickel können Sie zusammen mit Ihrem Vierbeiner ungefähr 20 Minuten genießen.

Achtung!

Sobald der Hund Unwohlsein zeigt, sollte der Wickel entfernt werden.

Eine weitere preiswerte Idee ist der Kartoffelwickel. Kartoffeln eignen sich aufgrund ihres hohen Wassergehalts gut zur Wärmeanwendung, da die Hitze lange gespeichert wird.

> **Mit der Herstellung eines Kartoffelwickels haben Sie zugleich das Mittagessen für Ihren Hund für den nächsten Tag gekocht.**

Kochen Sie die Kartoffeln mit Schale so lange, bis sie weich sind. Nach einer kurzen Abkühlzeit werden sie zerdrückt und auf ein Tuch gestrichen.

Dieses Tuch wird umgeklappt, sodass die Kartoffeln nicht direkt mit der Haut und dem Fell in Berührung kommen. Das Tuch wird nun auf den Hundekörper gelegt und mit einer Wolldecke abgedeckt.

> **Die heiße Rolle ist Wellness pur. Schon die Vorbereitung lässt Entspannung aufkommen.**

Heiße Rolle

Eine weitere Möglichkeit, mit feuchter Hitze zu arbeiten, bietet die heiße Rolle, die auch als Anwendung bei Menschen bekannt ist.

Feuchte Wärme wirkt intensiver und dringt tiefer in den Körper ein als beispielsweise die trockene Hitze eines Körnerkissens. Die meisten Hunde lieben die heiße Rolle und versinken in eine wohlige Entspannung. Außerdem wirkt die heiße Rolle durchblutungssteigernd und schmerzlindernd.

Die Herstellung ist denkbar einfach und fast überall durchführbar.

Nehmen Sie ein normales Frotteehandtuch mit ungefähr 50 x 100 Zentimetern Größe. Falten Sie es einmal der Länge nach und rollen Sie es dann zu einem engen Trichter. Je straffer gerollt wird, desto länger andauernd ist der Wärmeerhalt.

Danach füllen Sie kochendes Wasser in den oberen Trichter. Für ein dickes Frotteehandtuch benötigen Sie etwa einen halben Liter Wasser. Wenn die

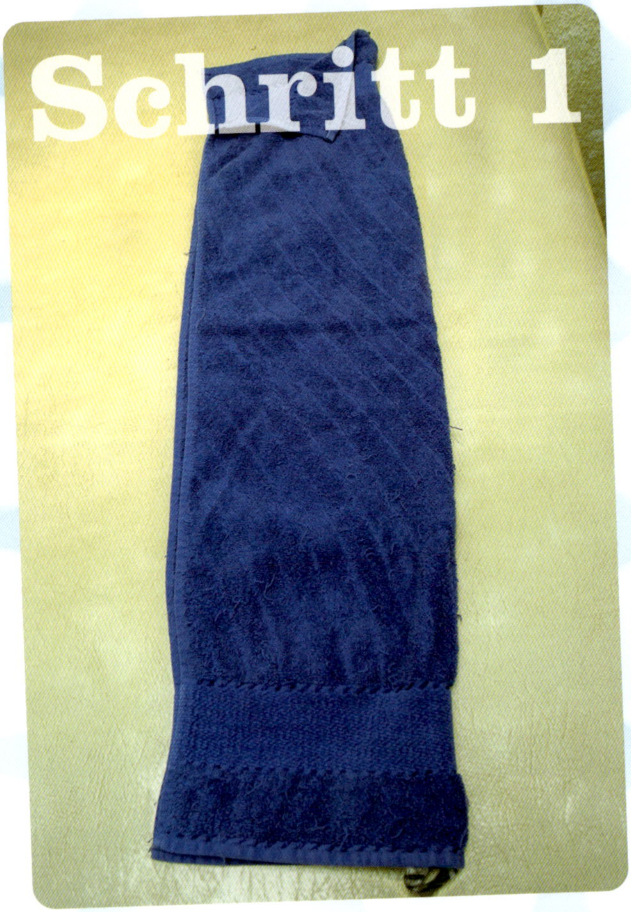

Falten Sie ein Frotteehandtuch der Länge nach.

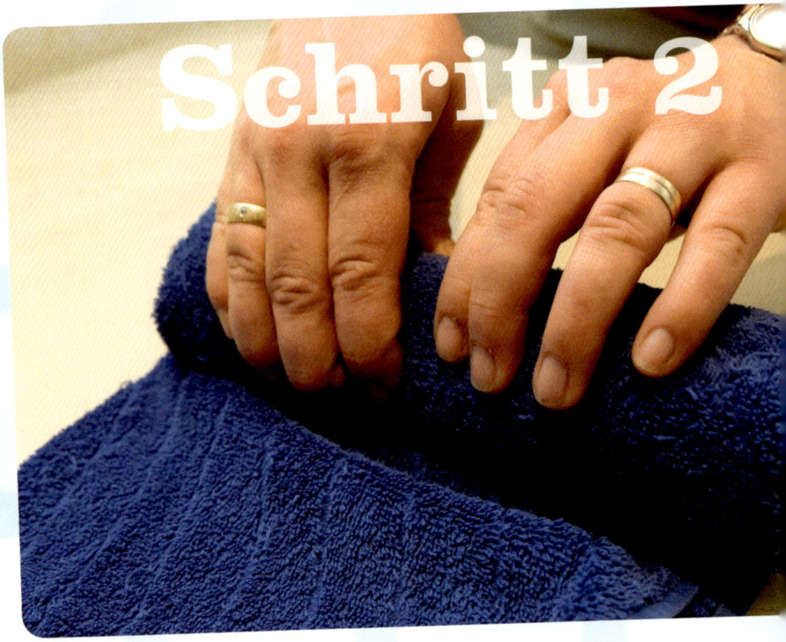

Rollen Sie das Handtuch zu einem engen Trichter.

äußere Schicht des Trichters fast vollständig durchfeuchtet ist, ist die heiße Rolle einsatzbereit.

Nun beginnen Sie vorsichtig, die Rolle am Hundekörper aufzutupfen. Sobald sich Ihr Vierbeiner an die Hitze gewöhnt hat, drücken Sie die Rolle sanft auf das Fell und bewegen Sie sie wie ein Nudelholz hin und her.

Wenn das äußere Tuch leicht abkühlt, beginnen Sie, das Handtuch langsam zur Gegenseite hin aufzurollen. So ist gewährleistet, dass immer mit wohltuender Wärme gearbeitet werden kann.

Sie können die heiße Rolle ungefähr 20 Minuten lang einsetzen, denn sie hält ihre hohe Anfangstemperatur um den Handtuchkern herum sehr lange. Sollte Ihr Hund aber vor Ablauf dieser Zeit unruhig werden, beenden Sie diese feuchte Hitze umgehend.

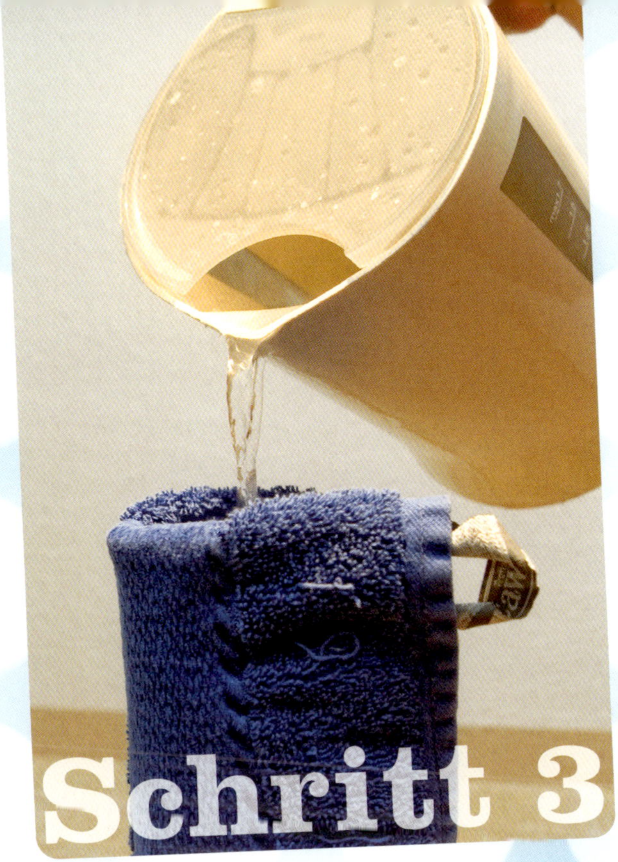

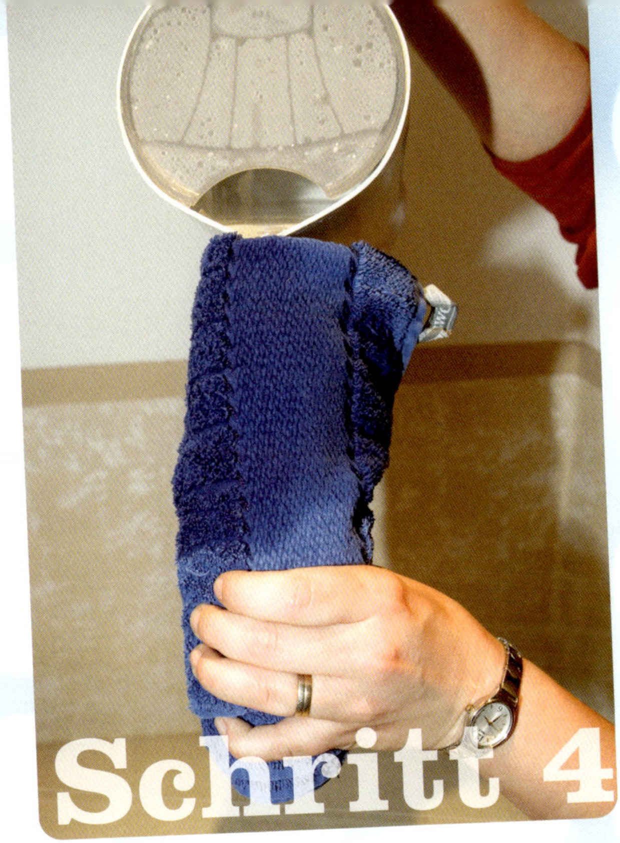

Füllen Sie kochendes Wasser in den entstandenen Trichter.

Der Trichter sollte zu zwei Dritteln durchfeuchtet sein.

Tupfen Sie die heiße Rolle vorsichtig auf und rollen dann den Trichter auf Ihrem Vierbeiner hin und her.

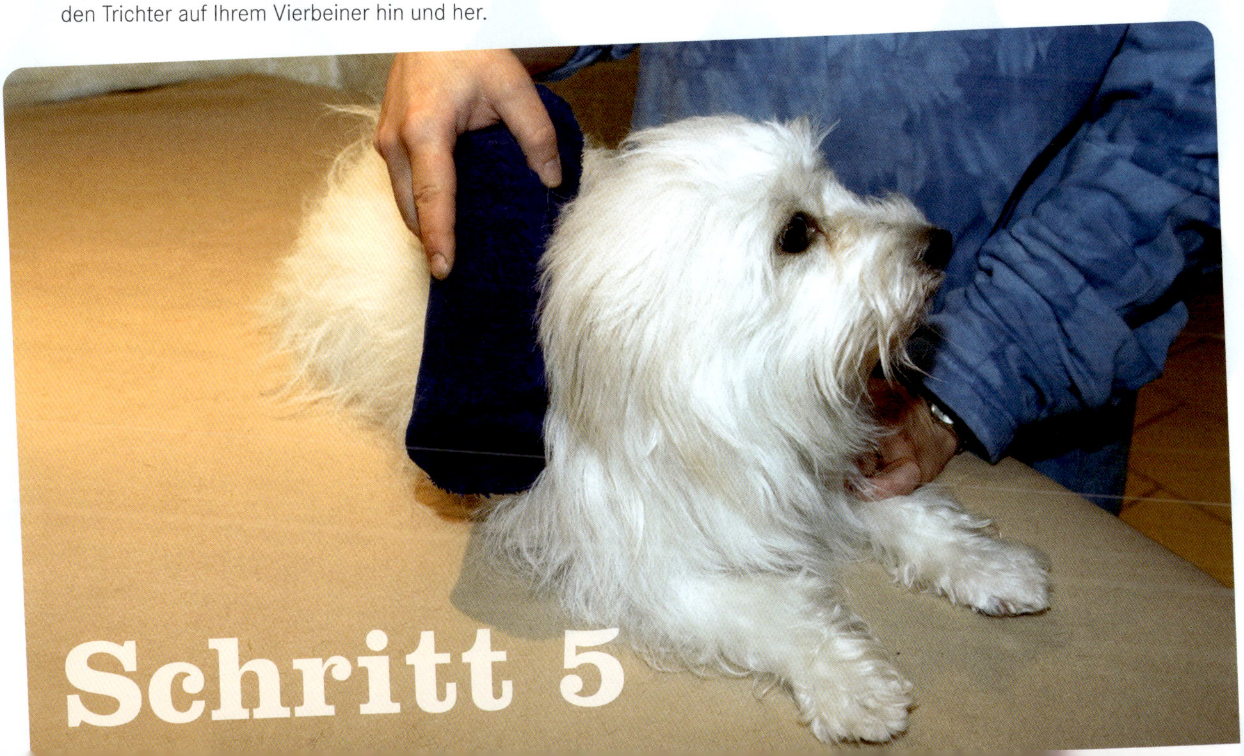

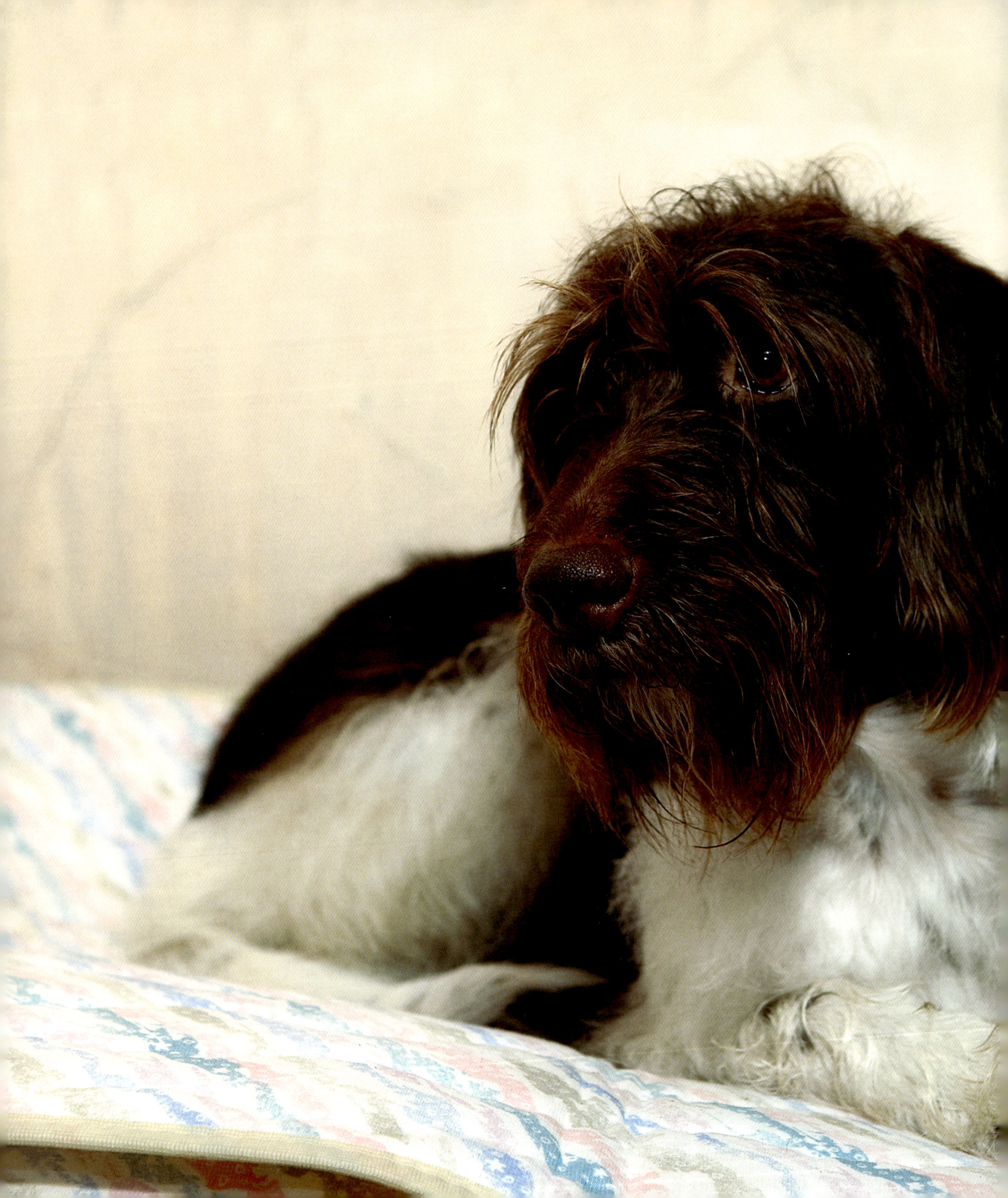

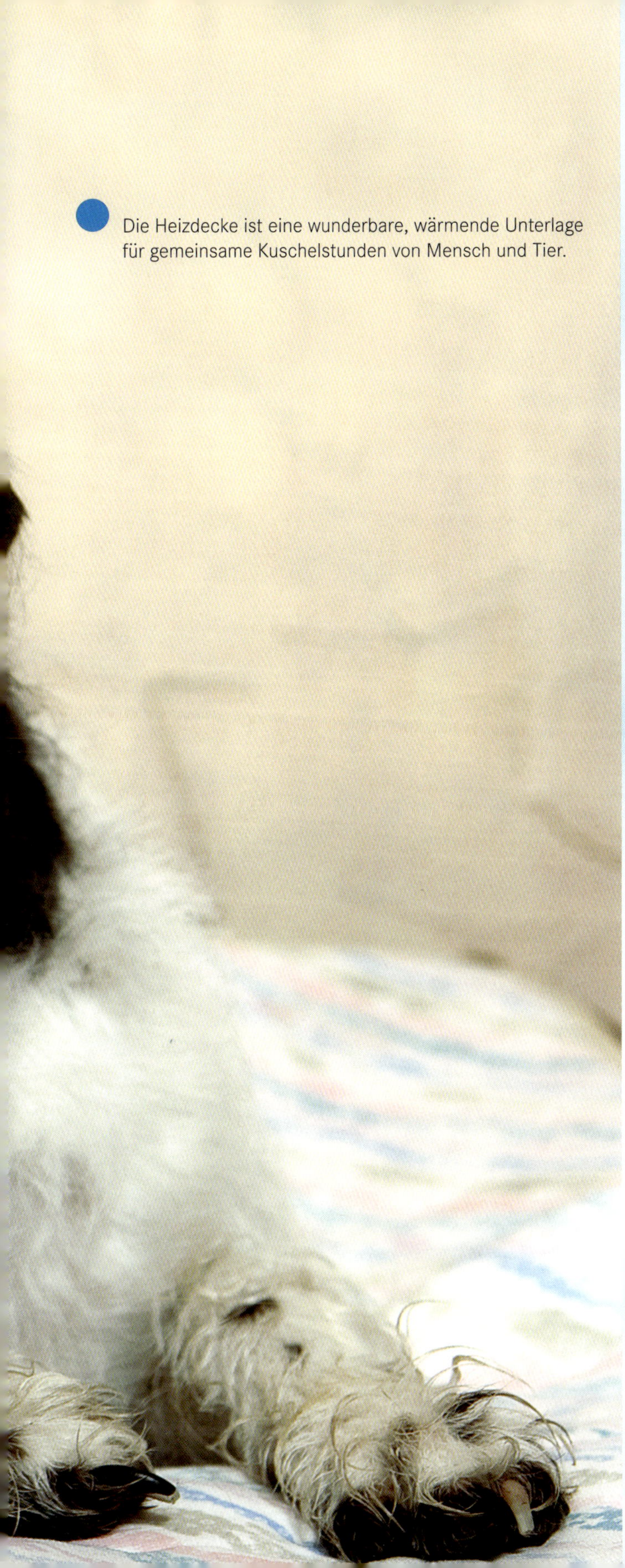

Die Heizdecke ist eine wunderbare, wärmende Unterlage für gemeinsame Kuschelstunden von Mensch und Tier.

Heizdecken und -kissen

Heizdecken und Heizkissen haben immer noch einen schlechten Ruf. Heutzutage sind diese Systeme aber so abgesichert, dass es weder zu Bränden noch zu Stromschlägen kommen kann.

In der Hundezucht gibt es spezielle Wärmeplatten, die in die Wurfkiste gelegt werden und sich nur bis zur Körpertemperatur erwärmen. Auch sind die stromführenden Kabel so gesichert, dass die Mutterhündin nicht in Gefahr ist.

Eine Heizdecke kann in der Wellnessanwendung eine wunderbare Unterlage für Mensch und Hund sein. Sie bringt wohlige Wärme, die uns positiv stimmt und entspannt. Auch graue Schnauzen und Hunde mit chronischen Erkrankungen der Gelenke lieben eine Heizdecke auf ihrem Schlafplatz.

Vorsicht!

Die Heizdecke ist ideal für den täglichen Einsatz bei unserem Hundesenior. Lassen Sie Ihr Tier aber nicht unbeaufsichtigt mit herkömmlichen Heizdecken. Für eine dauerhafte Anwendung empfiehlt sich die Anschaffung einer speziellen Wärmeplatte. Dort sind stromführende Kabel sicher geschützt.

Hundemantel

Schließlich kommen wir noch zu dem Hundemantel. Ein Mäntelchen ist keine Wärmemethode für die gemütliche Stunde daheim, kann aber eine sinnvolle Hilfe bei älteren und kranken Vierbeinern sein und ist keinesfalls generell eine Verhätschelung.

Der Rehpinscher im rosa Strickmantel oder der Mops im Leopardenlook sind alltägliche Anblicke in der kalten Jahreszeit. Wir zeigen wohlmeinendes Verständnis für die Besitzer, lächeln hinter vorgehaltener Hand und betrachten unsere kurzhaarigen und widerstandsfähigen Dalmatiner, Pointer und Dobermänner, deren Körpertemperatur immer bei heißen 38 Grad liegt.

Der gesunde und junge Border Collie soll demnächst beim Training auf dem Hundeplatz nicht mit Pullover und Heizdecke ausgestattet werden. Auch der Steppmantel für unseren Neufundländer kann getrost im Schrank bleiben. Junge Hunde halten sich warm durch Bewegung. Zwingerhunde und Hunde, die überwiegend draußen leben, sind abgehärtet. Bei Hunden mit dichtem, wärmendem Fell ist ein Mantel unangebracht und eher schädlich.

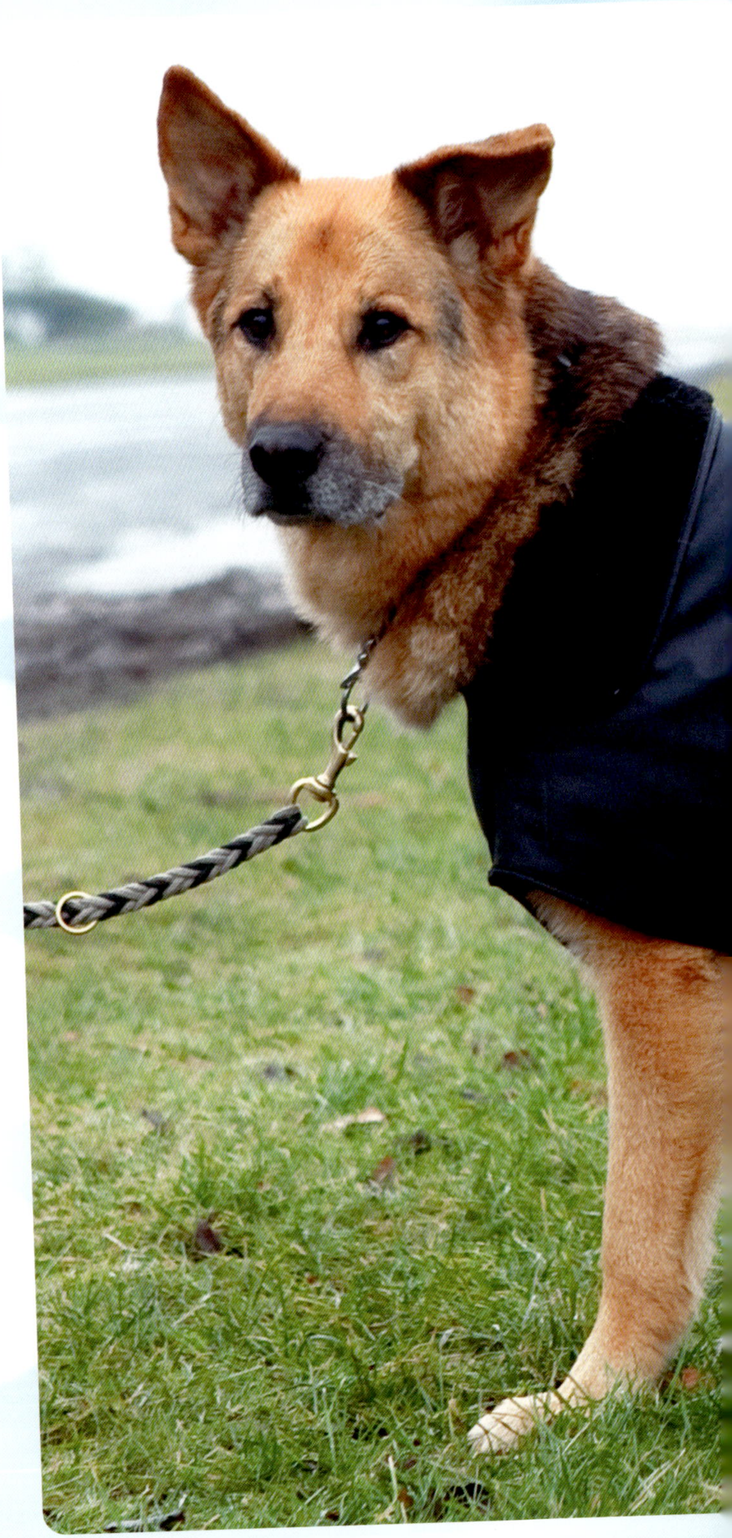

Ein Hundemantel ist eine sinnvolle Unterstützung für ältere und kranke Hunde.

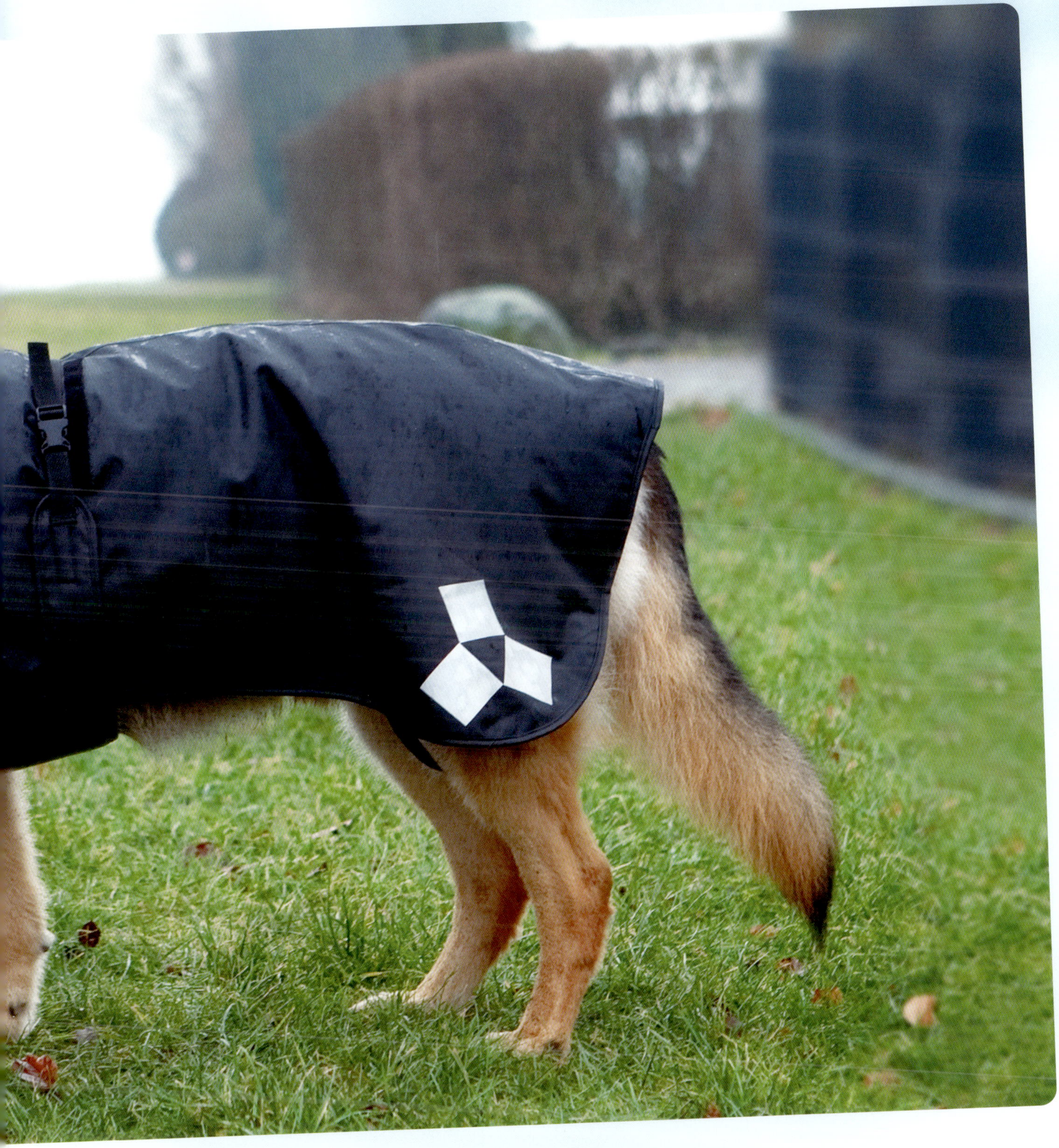

Gesunde und junge Hunde benötigen nur selten ein künstliches Fell.

Aber was ist mit einem zehnjährigen Boxer mit starken Verschleißerkrankungen an der Wirbelsäule und den Hüften? Ist es für einen alten und kranken Hund gesundheitsförderlich, ungeschützt in die Kälte geschickt zu werden, wenn er daheim immer neben dem Ofen liegt? Durch einen wärmenden Mantel wird die Muskulatur warm und geschmeidig gehalten. Schmerzen durch die Verschleißerkrankungen sind nicht so ausgeprägt. Das gesamte Gewebe kühlt nicht so sehr aus, die berühmte Wetterfühligkeit bei Arthrosehunden wird abgeschwächt.

Unabhängig von der Rasse ist ein Mantel eine sinnvolle Unterstützung für ältere und kranke Tiere in der feucht-kalten Jahreszeit. In vielen Hundezubehörläden gibt es mittlerweile Hundemäntel in vielen Ausführungen. Tun Sie Ihrem geliebten Vierbeiner etwas Gutes – und entspannen Sie nach dem Winterspaziergang gemeinsam in gemütlicher Atmosphäre.

Der ultimative Gemütlichkeitstipp für den Hundehalter

Neu auf dem Markt sind Körnerkissen in Schuhform, die Wellness-Puschen. Sie müssen nur kurz in der Mikrowelle erwärmt werden und wärmen dann Ihre Füße – Gemütlichkeit und Wellness pur in der kälteren Jahreszeit.

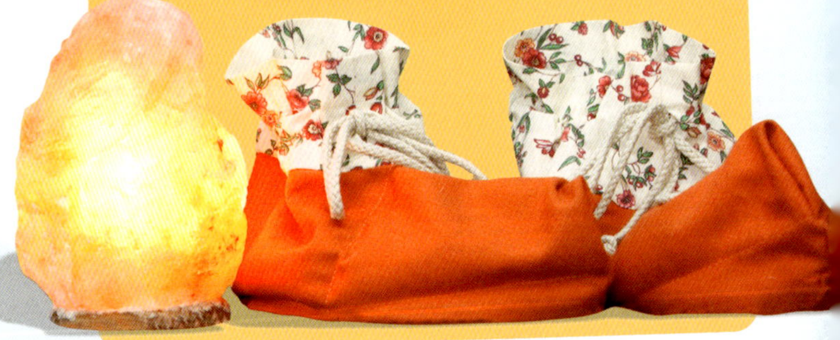

Zehn heiße Tipps

- Wohlige Wärme sorgt für Gemütlichkeit.
- Eine Wärmeanwendung ist ideal zur Vorbereitung auf die Wellnessmassage.
- Das Körnerkissen ist ein altes Hausmittel und ein idealer Wärmeträger für Ihren Hund.
- Duftende Wärme: Das Lavendelkissen entspannt Körper und Sinne.
- Rotlicht kann auch bei älteren und kranken Tieren mehrmals am Tag zum Einsatz kommen – so, wie Ihr Hund es mag.
- Eine schnelle Hilfe an kalten Tagen ist die Thermopackung.
- Wickel sind Tücher mit heißer Wirkung, die schnell und unkompliziert eingesetzt werden können.
- Die heiße Rolle bietet feuchte Hitze mit schnellem Erfolg.
- Die Heizdecke ist eine Kuscheldecke für zwischendurch für Mensch und Hund.
- Der Hundemantel bietet sinnvolle Unterstützung für ältere und kranke Hunde.

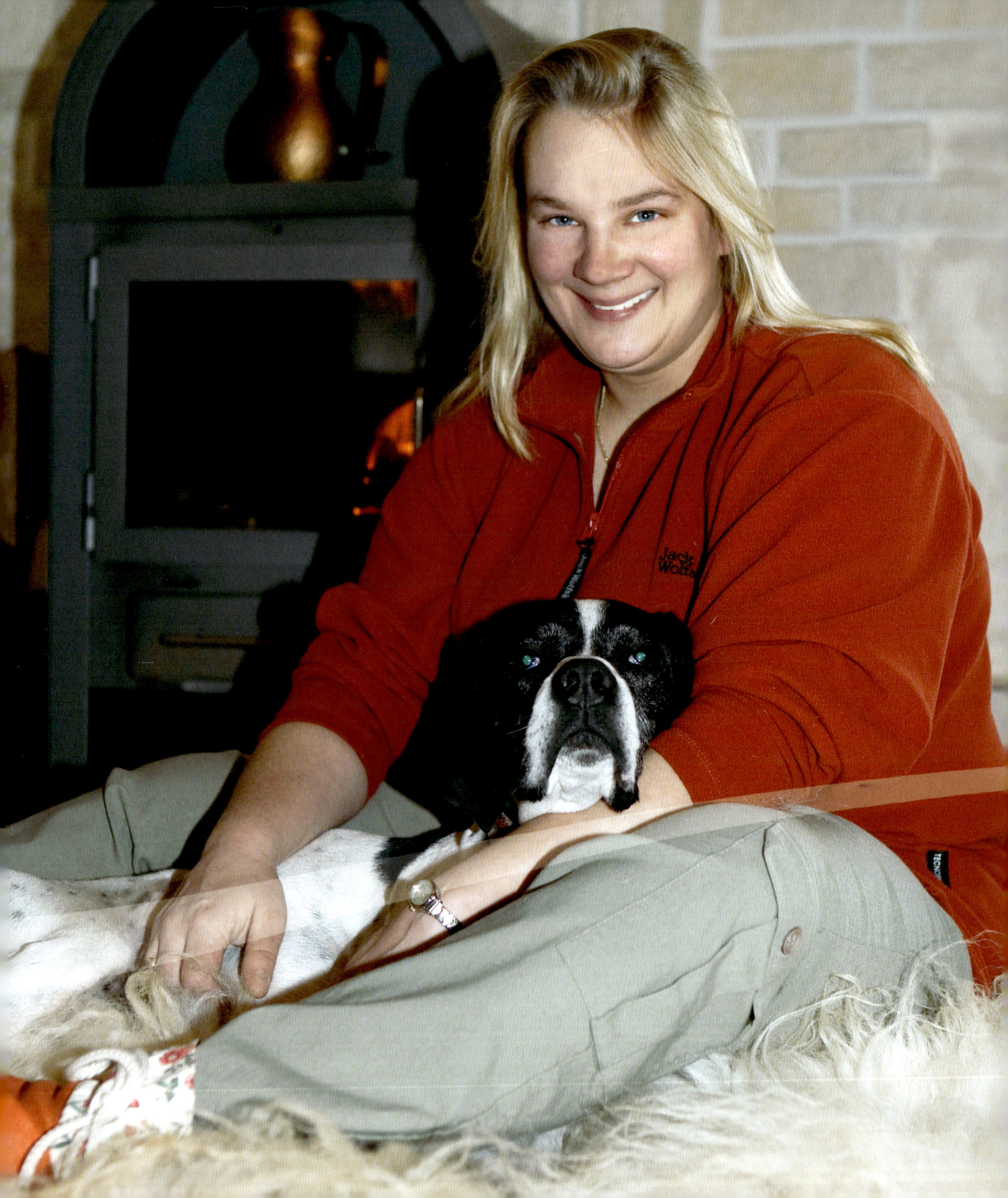

Berührungen für Körper und Seele

Berührungen sind so alt wie die Menschheit. Gefühle, Emotionen und Gedanken können auf diese Weise auf andere Menschen und natürlich auf unsere geliebten Hunde übertragen werden.

Unser Handwerkszeug sind dabei unsere Hände. Hände sind wahre Wunderwerke der Natur. Sie können sanft streicheln, kraulen, kräftiger zugreifen, aber auch eine Faust ballen, kneifen und zuschlagen.

Handarbeit ist erlernbar. Niemand hat zwei linke Hände. Aber mancher ist mit dem Gefühl für das sanfte Berühren gesegnet, während andere erst etwas üben müssen, um sicher zu werden. Keine mit unseren Händen ausgeführte sanfte Berührung ist falsch, aber jede ist anders. Jeder Mensch empfindet anders, jeder Hund ist ein eigenständiges Individuum mit einem ganz eigenen Empfinden.

Das Wort Massage hat mehrere Bedeutungen und Wortursprünge. Im Arabischen wird es mit Berühren und Betasten übersetzt, griechisch bedeutet es kauen und kneten.

Die Massage ist eines der ältesten Heilmittel auf unserer Erde. Franz Kirchberg hat dies 1926 in seinem Buch „Geschichte und Kritik der Massage und Heilgymnastik“ treffsicher ausgedrückt.

„Wie jeder Mensch instinktiv eine geschwollene und deshalb schmerzende oder gestoßene Stelle seines Körpers reibt oder drückt und so versucht, den durch die Spannung verursachten Schmerz zu mindern, so wird dieses instinktive Mittel wohl auch als Heilmittel zu allen Zeiten angewandt worden sein.“

Dieses Zitat kann direkt auf unsere Vierbeiner übertragen werden. Ein Hund wird sich eine schmerzhafte Körperstelle nicht reiben, aber jeder weiß, dass Tiere diese Stellen lecken und beknabbern.

Durch Berührungen, die sanft und rhythmisch ausgeführt werden, erreichen wir eine wundervolle Wirkung auf Körper und Seele unserer Hunde.

Die sanften Berührungen haben eine intensive Wirkung auf Körper und Seele unserer vierbeinigen Lieblinge.

Massage: Die Wirkung liegt in unseren Händen

Massage ist die Kunst der achtsamen Berührung. Sie müssen aber kein Künstler sein, sondern einfach mit dem uneingeschränkten Wunsch, Ihrem geliebten Vierbeiner etwas Gutes zu tun, an die Sache herangehen. Das kleine Wörtchen „sanft" ist der Schlüssel zum Erfolg.

Beim Massieren ist „sanft" das Zauberwort!

Eine therapeutische Massage, die auch tief in der Muskulatur wirkt, ist intensiver und kräftiger. Unsere Wellnessmassage dagegen soll den Hund vor allem beruhigen und psychisch entspannen.

Das Beispiel unserer ungarischen Mischlingshündin Sonja mag verdeutlichen, wie weit die Wirkungen der Massage reichen können: Sonja war geschätzte acht Wochen alt, als sie bei uns einzog, und hatte bis dahin nur wenig menschlichen Kontakt. Dieser muss aber neutral bis positiv gewesen sein, da sie nur arg zurückhaltend, aber nicht deutlich ängstlich war. Von der ersten Minute an schloss sie sich eng an meine Bouvierhündin Jule an, und seitdem sind beide unzertrennlich.

Die ersten Wochen lagen mir schwer im Magen. Ich kannte es von all meinen Hunden, dass ständig, gern und immer wieder körperliche Nähe gewünscht und eingefordert wurde. Aber diesem kleinen Lockenhund war das vollkommen unwichtig. Nach ein paar Wochen Eingewöhnungszeit, Füttern aus der Hand und viel Ansprache begann ich, sanfte Kraulmassagen durchzuführen; meist am Abend, wenn Sonja zu müde zum Flüchten war. Innerhalb kürzester Zeit, als ob im Gehirn ein Schalter umgelegt wurde, fing sie an, die Berührungen zu genießen und sie dann einzufordern. Einige Zeit später war sie immer gern bereit, sich hinzulegen und komplett massieren zu lassen. Es lohnt sich also, dem Hund sanft die Vorteile von Nähe aufzuzeigen.

Auch Welpen und junge Hunde können entspannen und die Massage mit allen Sinnen genießen.

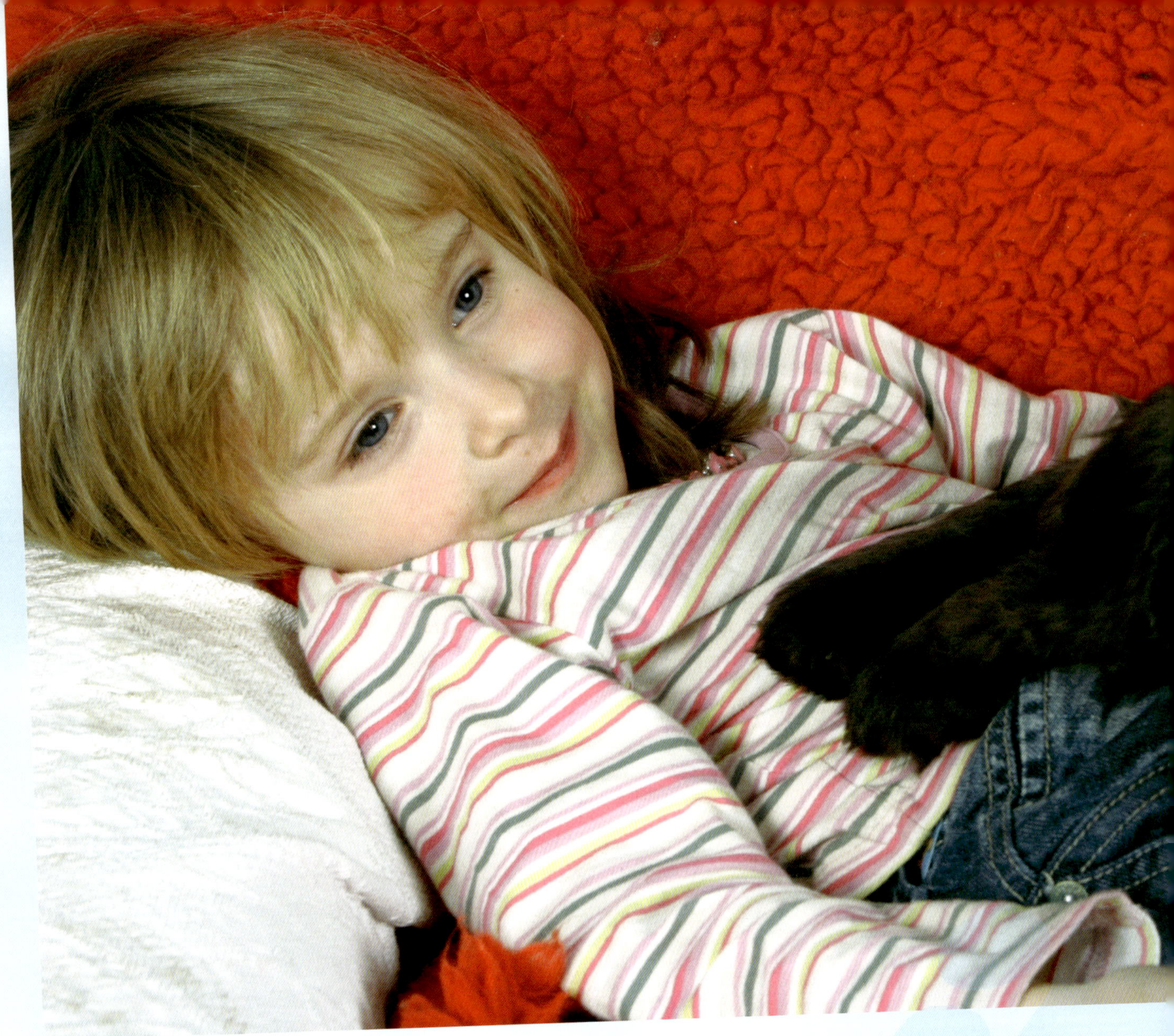

Anwendungsgebiete beim Hund

In diesem Buch möchte ich Ihnen die reine Wellnessmassage näherbringen und beschreiben. Daher wird insbesondere der körperlich und seelisch gesunde Hund angesprochen. Gleichermaßen ist die Wellnessmassage aber auch geeignet für Hunde, die dringend Balsam für die Seele benötigen. Für die nervösen, ängstlichen, hyperaktiven und gestressten Vertreter ihrer Art. Für die Hunde aus zweiter Hand, mit vielleicht schrecklicher Vergangenheit. Und für die Hunde, denen es durch ungewohnte Lebenssituationen wie

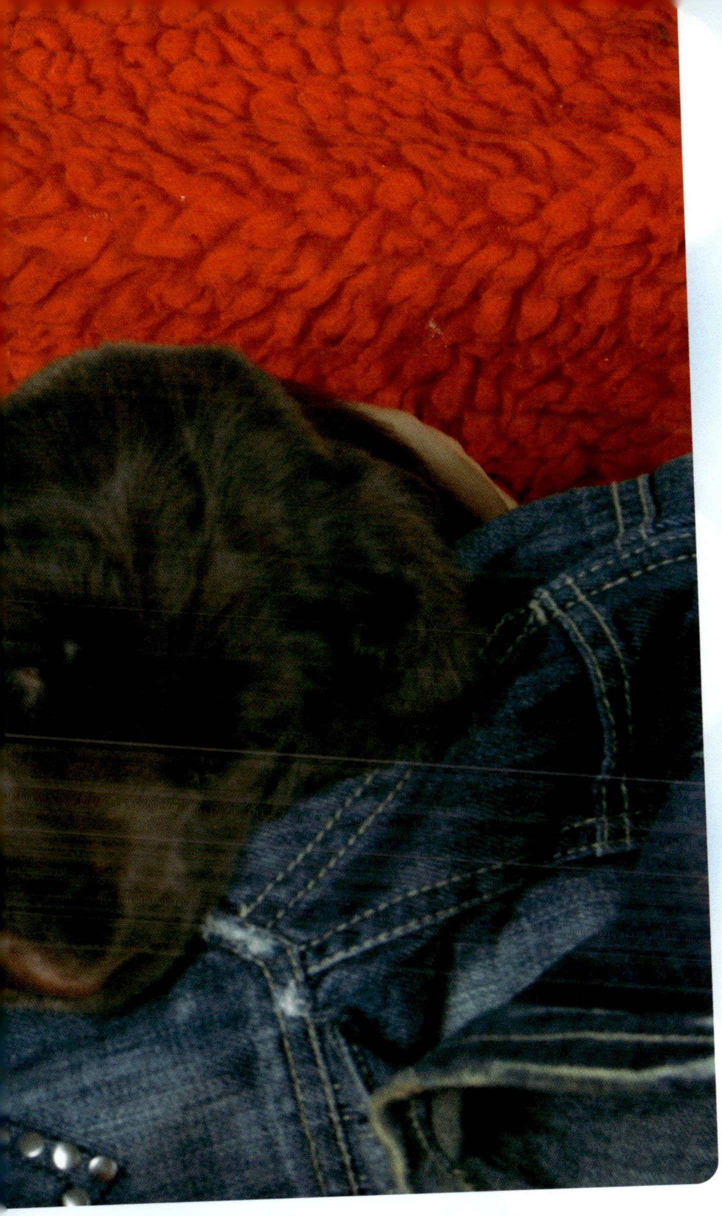

Nach einer sanften Massage sind alle Beteiligten ganz entspannt ...
(Foto: animals digital/Thomas Brodmann)

Anwendungsgebiete der Wellnessmassage:

- **Gesunde Hunde ohne körperliche oder seelische Erkrankungen**
- **Nervöse Hunde**
- **Ängstliche Hunde**
- **Hyperaktive Hunde**
- **Gestresste Hunde**

Umzug oder Trauer um einen verstorbenen Partner momentan psychisch schlecht geht. Aber auch der gestresste Hundehalter wird durch eine Wellnessmassage, die er an seinem Hund durchführt, ruhiger und gelassener. Weiterhin kann diese Form der Massage auch Hunden mit Erkrankungen des Bewegungsapparates helfen.

Wirkungen

Eine Massage ist die Wellnessanwendung schlechthin. Ihr Vierbeiner wird innerhalb kürzester Zeit mit Freude diese Zeiten herbeisehnen. Unsere Hunde sind sehr körperbetont und suchen und brauchen körperliche Nähe.

Die meisten Hunde schätzen körperliche Nähe und sanfte Berührungen.

Wirkungen der Wellnessmassage:

- Entspannung
- Beruhigung
- Verbesserung des Körpergefühls
- Schmerzlinderung
- Lockerung der Muskulatur-
- Senkung der Muskelgrundspannung
- Verbesserung der Bindung zwischen Mensch und Hund

Die Wellnessmassage wirkt entspannend auf Körper und Seele. Nervöse und ängstliche Hunde werden gelassener und ruhiger. Durch die sanften Berührungen wird das Körpergefühl verbessert und damit auch das Verständnis um die Abgrenzung des eigenen Körpers im Raum.

Ein weiterer Aspekt ist die Schmerzlinderung – besonders wichtig bei Hunden mit Verschleißerkrankungen oder anderen Beschwerden am Bewegungsapparat. Verspannungen in der Muskulatur werden gelöst, die Durchblutung nimmt zu, die Stoffwechseltätigkeit steigt, Haut und Muskulatur erwärmen sich. Die Muskelgrundspannung, die durch Schmerz, Angst, Stress und Aktivität erhöht sein kann, wird gesenkt.

Während einer Wellnessmassage steht Ihr Vierbeiner im absoluten Mittelpunkt. Kein Telefon, kein Fernseher stört diese Zweisamkeit. Ihr Hund wird nicht bespielt oder körperlich beschäftigt, sondern Ihre Kommunikation findet jetzt ausschließlich durch Körperkontakt statt. Dieser Kontakt wird die Bindung zwischen Ihnen beiden vertiefen und eine vertrauensvollere Beziehung schaffen.

Nun sollen auch Sie als Hundehalter nicht zu kurz kommen: In unserer hektischen Zeit, ist es nicht einfach, Ruhe zu finden, sich Zeit zu nehmen und es sich gemütlich zu machen. Der Kopf schwirrt immer voll unerledigter, vermeintlich wichtiger Dinge. Bewegungen sind rastlos und gestresst. Wenn Sie Ihren Hund massieren, werden Sie gezwungen, langsam, sanft, rhythmisch und ruhig zu arbeiten. Andernfalls wird sich Ihr Vierbeiner nie entspannen können.

Durch diese langsamen Bewegungen werden auch Sie automatisch ruhiger, konzentrieren sich voll und ganz auf Ihr Tier und lassen den Alltag Alltag sein.

Optimal für den gestressten Hundehalter:

Durch die sanft und rhythmisch ausgeführten Bewegungen werden auch Sie ruhiger und gelassener – zusammen mit Ihrem Hund.

Gegenanzeigen

Eine Wellnessmassage kann immer dann durchgeführt werden, solange Ihr Vierbeiner keine Erkrankungen hat, die diese verbieten.

Zum Verständnis und um genügend Vorsicht walten zu lassen, ist das Wissen um die Gegenanzeigen von großer Bedeutung.

Es gibt allgemeine und lokale Gegenanzeigen, bei denen Massagen nicht durchgeführt werden dürfen.

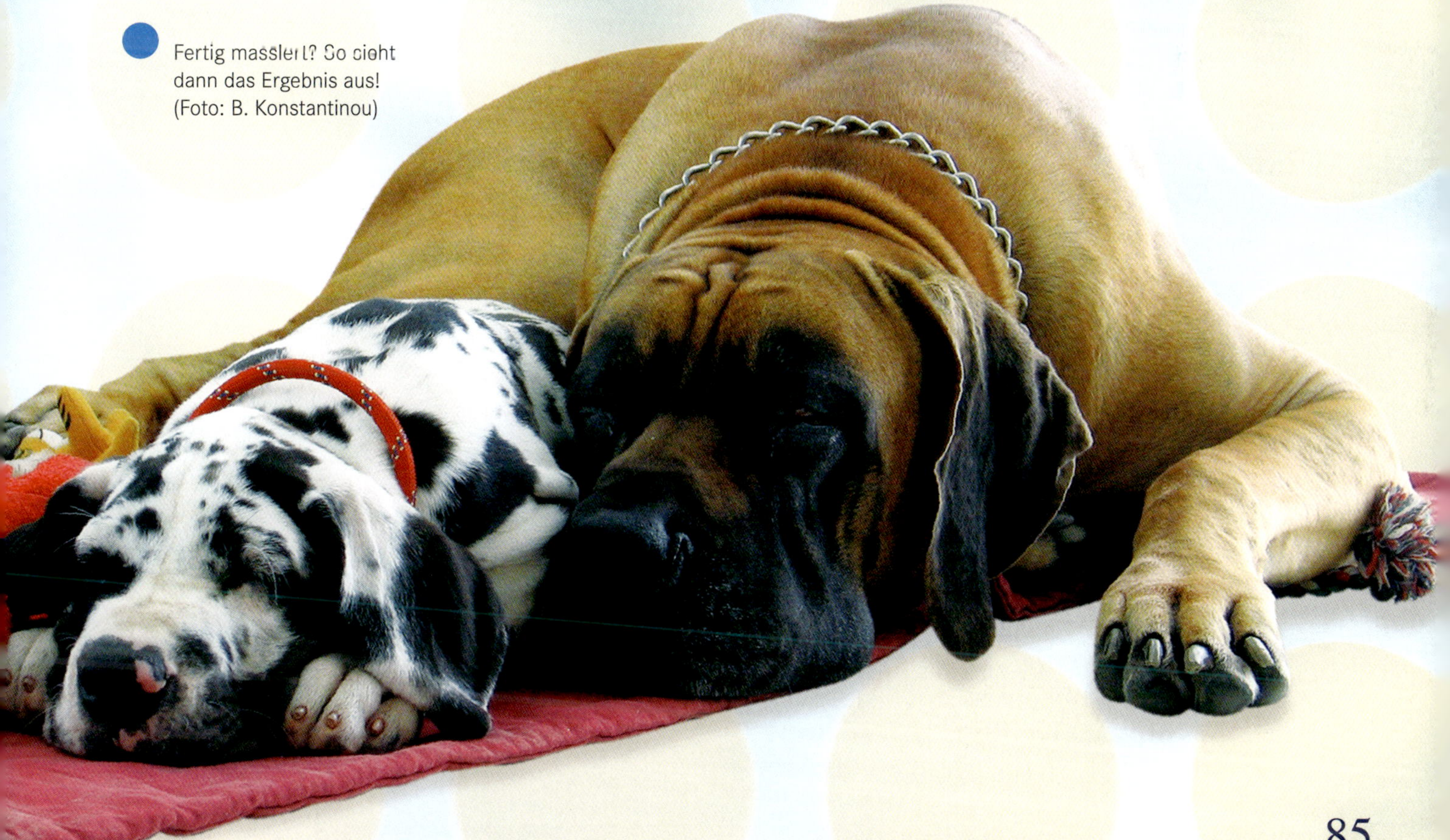

Fertig massiert? So sieht dann das Ergebnis aus! (Foto: B. Konstantinou)

Bei allgemeinen Gegenanzeigen darf generell nie massiert werden, bei lokalen muss dieser Bereich in der Behandlung weiträumig ausgespart werden. Voraussetzung ist immer eine tierärztliche Untersuchung und Abklärung von allen Krankheiten Ihres Vierbeiners.

Bei Fieber, Infektionserkrankungen, nicht medikamentös eingestellten Herzerkrankungen und bei Hunden mit erhöhter Blutungsneigung darf generell nicht massiert werden.

Wenn Sie bei Ihrem fiebrigen Hund zusätzlich noch eine Massage durchführen, könnte das Fieber weiter steigen und den Kreislauf zu sehr belasten. Auch Infekte würden sich verstärken und der Hund könnte noch schwerer erkranken.

Viele unserer grauen Schnauzen haben eine Herzschwäche, die mit Medikamenten gut behandelt wird. Bei diesen Tieren dürfen Sie eine sanfte Massage durchführen. Nur bei denjenigen, die nicht medikamentös behandelt werden, ist Vorsicht geboten, da durch die Massage die Durchblutung angeregt wird und die Belastung für das Herz zu groß werden könnte.

Es gibt Hunde, die an einer Störung der Blutgerinnung leiden, im Volksmund Bluterkrankheit genannt. Diese Erkrankungen sind sehr selten, können aber auch durch Medikamentengabe herbeigeführt werden. Wenn bei solchen Tieren eine Massage durchgeführt wird, kann es zu leichten Einblutungen in das Gewebe („blaue Flecke“) kommen.

Lokale Gegenanzeigen, bei denen Sie zwar massieren dürfen, den erkrankten Bereich aber aussparen müssen, sind lokale Entzündungen wie eine entzündete Wunde oder eine Gelenkentzündung. Sie könnten durch die Massage verschlimmert werden, eventuelle Erreger würden so im Körper verteilt. Im Zweifel fragen Sie Ihren Tierarzt oder Hundephysiotherapeuten um Rat, wobei eine Entzündung eigentlich nicht zu übersehen ist:

Die fünf typischen Entzündungszeichen

- Schmerz
- Schwellung
- Hitze
- Einschränkung der Funktion
- Rötung

Leidet Ihr Vierbeiner an einer Krebserkrankung, muss der entsprechende Bereich ebenfalls weiträumig ausgespart werden oder die Massage sollte überhaupt nicht durchgeführt werden, da es durch die Erwärmung und Durchblutungssteigerung zu einer Streuung der Krebszellen kommen kann.

Auch jegliche Formen von Wunden, Ekzemen und Hauterkrankungen dürfen nicht massiert werden. Schmerzen oder Juckreiz können entstehen oder die Heilung kann verzögert werden. Und es ist ja auch nicht so angenehm für Sie, an einer lädierten Hautstelle zu arbeiten.

Bei einem Knochenbruch und bei frischen Verletzungen von Bändern, Muskeln und Sehnen sollte die betroffene Gliedmaße bis zur vollständigen Ausheilung nicht mitbehandelt werden. Der Druck, der während der Massage entsteht, könnte die Heilung verzögern oder sogar verhindern.

Eine weitere lokale Gegenanzeige ist die Trächtigkeit. Massieren Sie Ihre trächtige Hündin nie im Bauchraum und an der hinteren Wirbelsäule, um die (geringe) Gefahr einer Fehlgeburt auszuschließen. Erst unter der Geburt ist es angenehm und hilfreich für die werdende Mutter, wenn Sie kräftig neben der Wirbelsäule massieren. Wehen werden so gefördert und unterstützt.

Vorsicht!

Bei diesen Erkrankungen darf keine Massage durchgeführt werden:

Allgemeine Gegenanzeigen:

- Fieber
- Infektionserkrankungen
- Nicht durch Medikamente eingestellte Herzerkrankungen
- Blutungsneigung (blutverdünnende Medikamente)

Lokale Gegenanzeigen:

- Entzündungen
- Tumoren, Krebserkrankungen
- Offene Wunden, Ekzeme
- Knochenbruchgebiet bis zur Verknöcherung
- Frische Verletzungen von Bändern, Muskeln und Sehnen
- Trächtigkeit

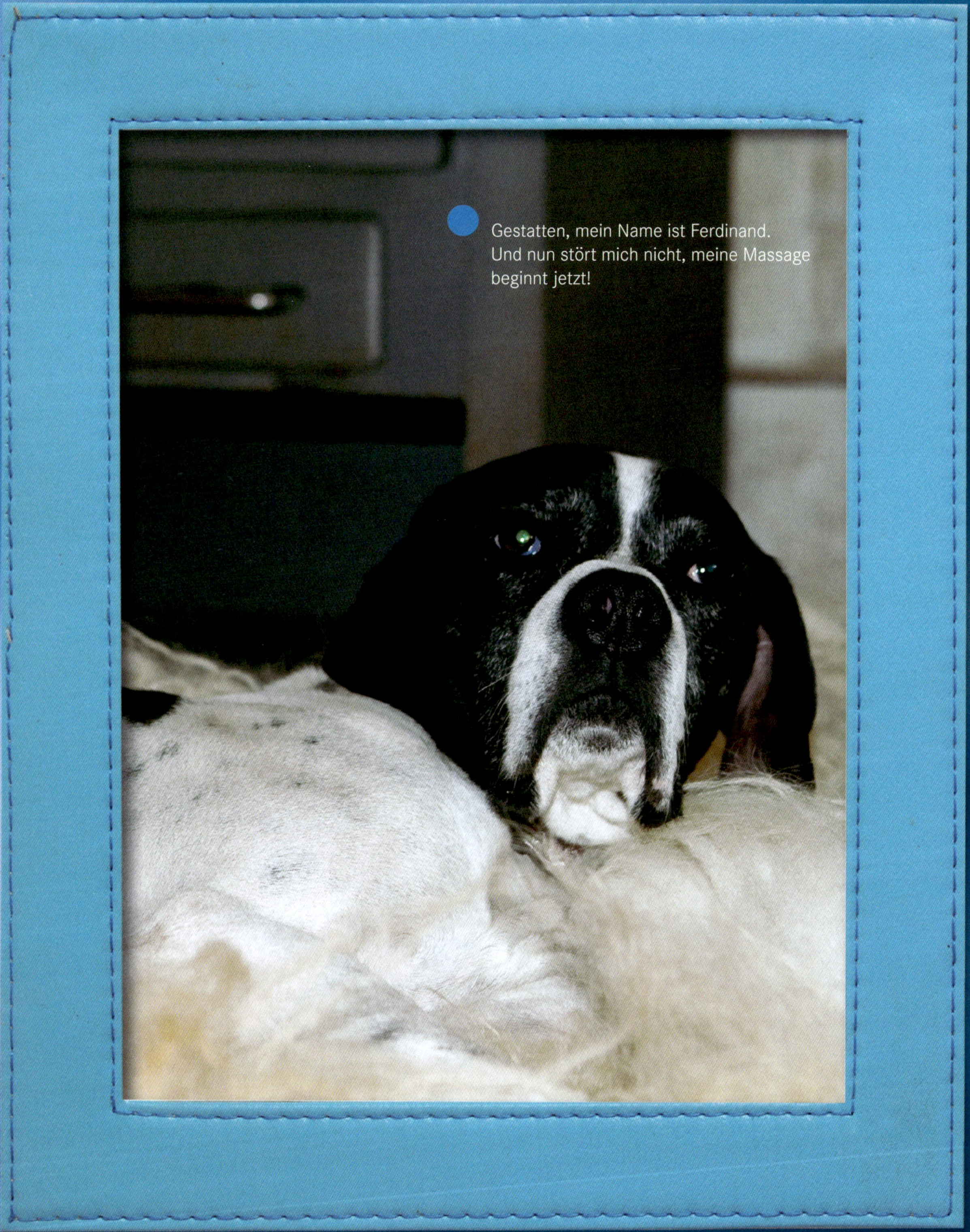
Gestatten, mein Name ist Ferdinand.
Und nun stört mich nicht, meine Massage
beginnt jetzt!

Ablauf einer Massage

Unser Pointer Ferdinand ist ein wahrer Massageliebhaber. Stundenlang könnte er sich sanft berühren und massieren lassen, von der Nase bis zur Rutenspitze.

Ferdinand wird Sie jetzt durch die Wellnessmassage begleiten und Ihnen aus Sicht des Hundes erklären, wie Sie an Ihrem Hund eine wohltuende Massage durchführen.

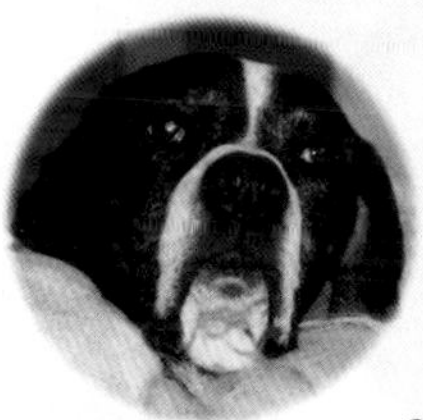

Mein Name ist Ferdi und diese Wellnessanwendungen sind für mich unschlagbar. Früher war ich ein rassetypisches Nervenbündel. Mittlerweile aber, ich bin ja auch schon ein älterer Herr, die Ruhe in Person.

Nachdem ich nett gebeten wurde – ich werde zur Massage immer gebeten, nie befohlen –, lege ich mich schnurstracks auf die Seite, kuschle mich in das dicke Lammfell und schließe die Augen. Vorher bekomme ich noch mein Halsband ausgezogen, damit der Ablauf der Massage nicht gestört wird.

Zu Beginn, zum Ende und auch immer mal zwischendurch werden großflächige Ausstreichungen über meinen ganzen Körper hinweg durchgeführt. Frauchens Hände gleiten mit sehr sanftem Druck vom Kopf bis zur Rutenspitze, über meine Vorder- und Hinterbeine bis zu den Pfoten. Dies macht sie immer in Richtung meines Fellwuchses, sonst wird es unangenehm. Außerdem langsam und gleichmäßig, nur so kann ich mich vollkommen fallen lassen.

Schon jetzt könnte ich einschlafen, so gut gefällt es mir. Auch die warmen Hände machen es richtig gemütlich.

Diese Ausstreichungen dauern einige Minuten und ich spüre immer ganz genau, wo mein Körper gerade berührt wird. Besonders gut gefällt es mir an meinem Rücken und an der Brust. In der Nähe der Pfoten werde ich etwas empfindlicher, und da kann es passieren, dass ich dort einmal etwas zusammenzucke. Frauchen lässt sich davon aber nicht stören, sondern macht einfach weiter, bis ich es voll und ganz genieße und eingeschlafen bin.

Der Eisfinger-Tipp

Haben Sie kalte Hände? Durch die Arbeit im Fell Ihres Vierbeiners werden die Finger warm und geschmeidig. Oder reiben Sie vorher Ihre Handflächen schnell gegeneinander. So entsteht Reibungshitze und es wird Ihnen wohlig warm.

Ausstreichungen entspannen den Hund und bereiten auf weitere Massagetechniken vor. Die Hände werden flächig auf den Hundekörper gelegt und modulieren sich immer am Hund an. Streichen Sie nie entgegen des Fellwuchses. Zwingen Sie sich zu einem langsamen und rhythmischen Tempo mit sanfter Intensität. Ausstreichungen werden so lange ausgeführt, bis der Hund sichtbar entspannt. Erst dann werden andere Grifftechniken eingesetzt.

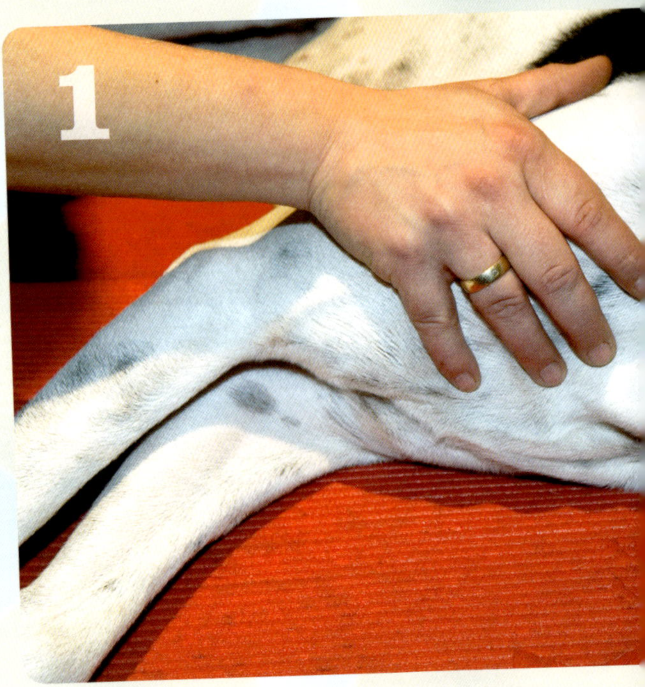

Ausstreichungen werden über den gesamten Körper des Hundes durchgeführt: vom Kopf über den Rücken bis hin zu den Pfoten.

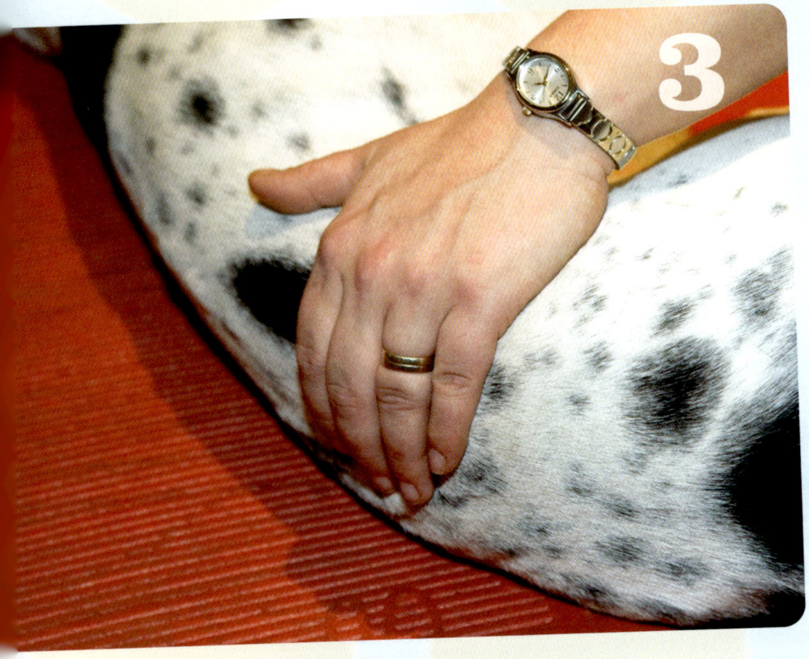

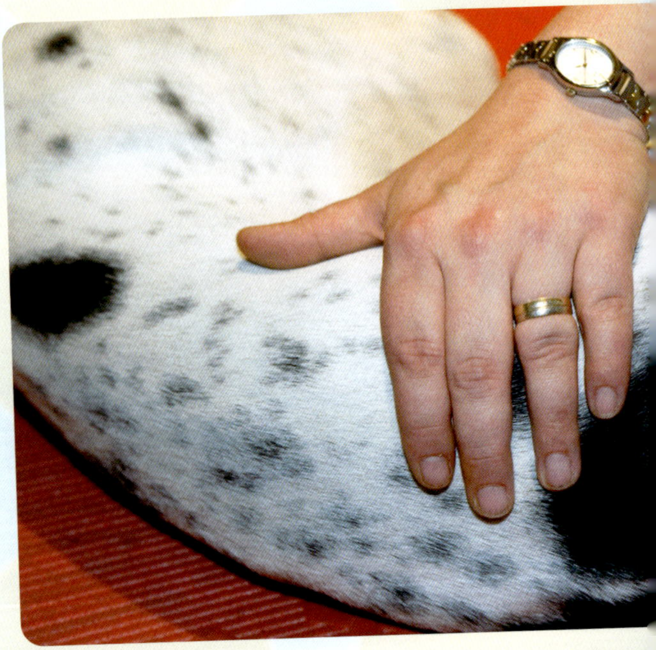

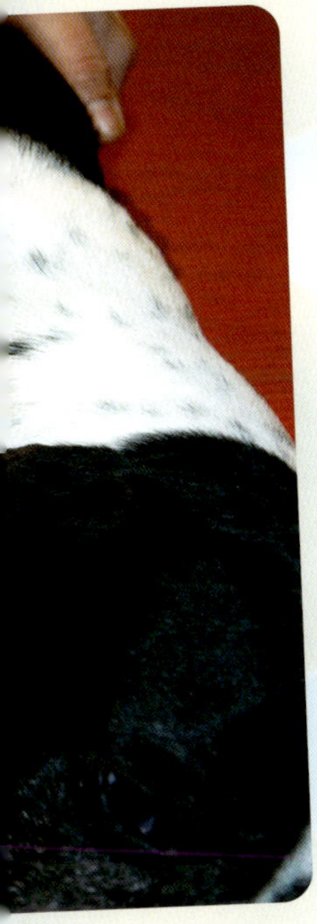

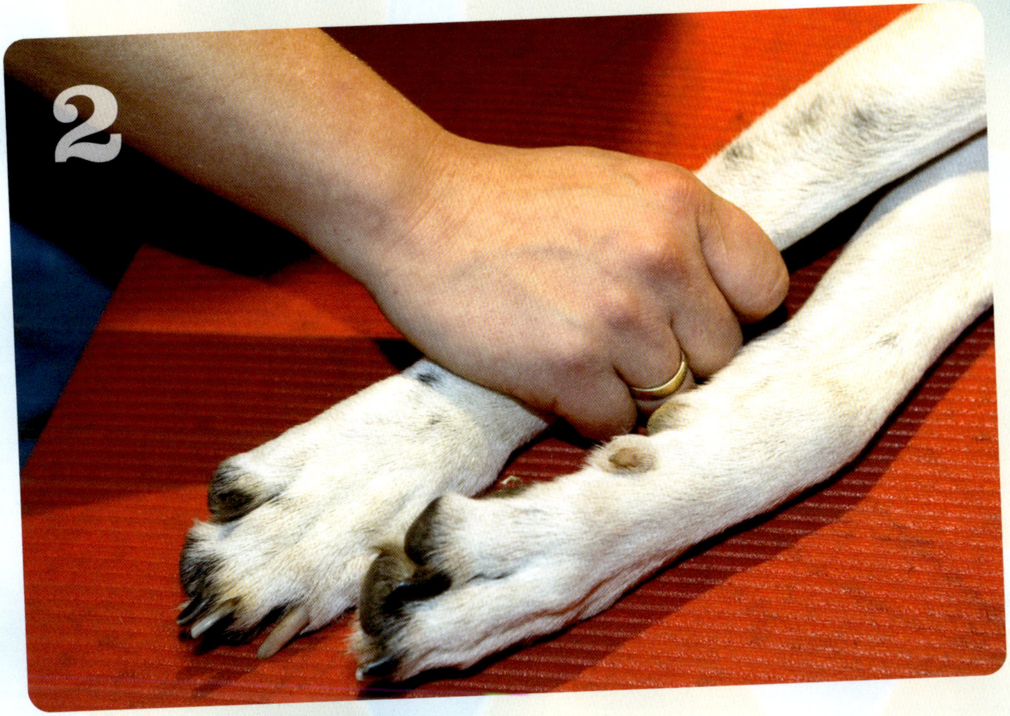
2

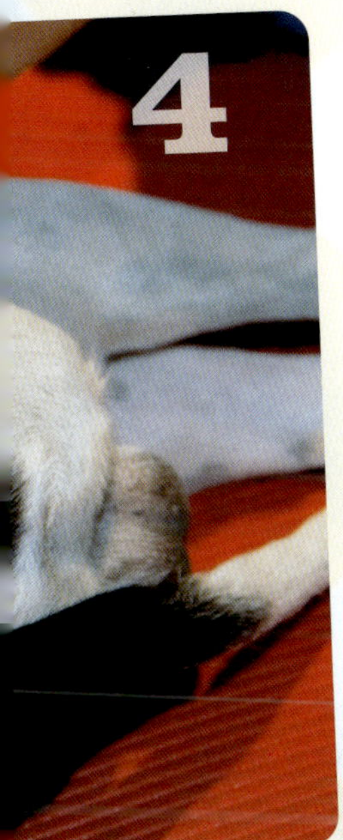
4

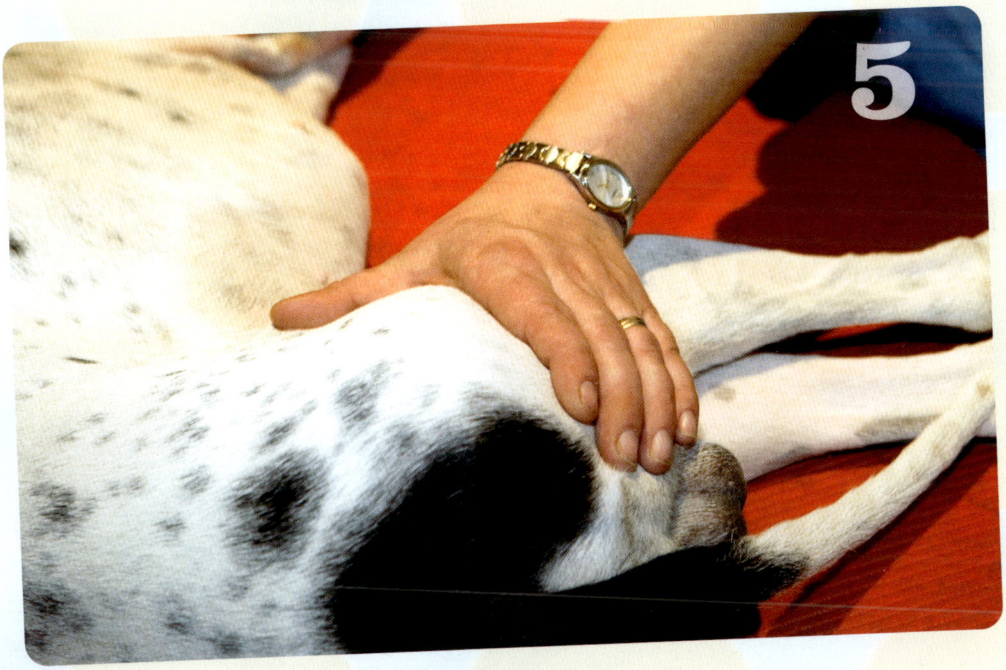
5

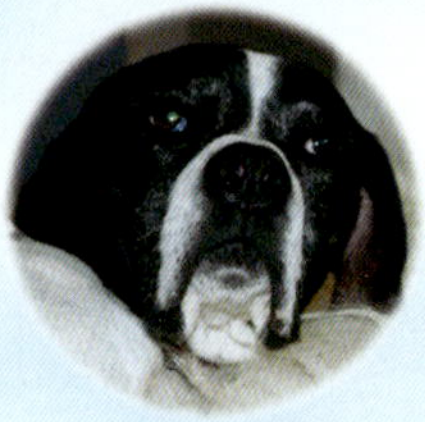

Nun werde ich gerollt. Natürlich nicht mein kompletter Körper, sondern nur meine dicken Muskeln an den Vorder- und Hinterbeinen. Das ist auch wunderbar entspannend und lockert meine Muskeln, die nach langen Spaziergängen etwas verspannt sind.

Hierbei legt Frauchen ihre Hände flächig außen und innen an mein Bein und rollt dann die ganzen Muskeln um den Knochen herum. Das macht sie wieder sehr sanft und langsam. Sobald sie etwas schneller wird, öffne ich die Augen und schaue empört, was da los ist. Sofort wird Frauchen ruhiger und ich kann weiter genießen.

Manchmal bin ich noch etwas aufgeregter und kann mich nicht so schnell entspannen. Dann hebe ich das Bein an, lege es aber wieder ab, wenn beständig weitergerollt wird. Nachdem Frauchen das Vorderbein ungefähr ein bis zwei Minuten bearbeitet hat, macht sie hinten weiter.

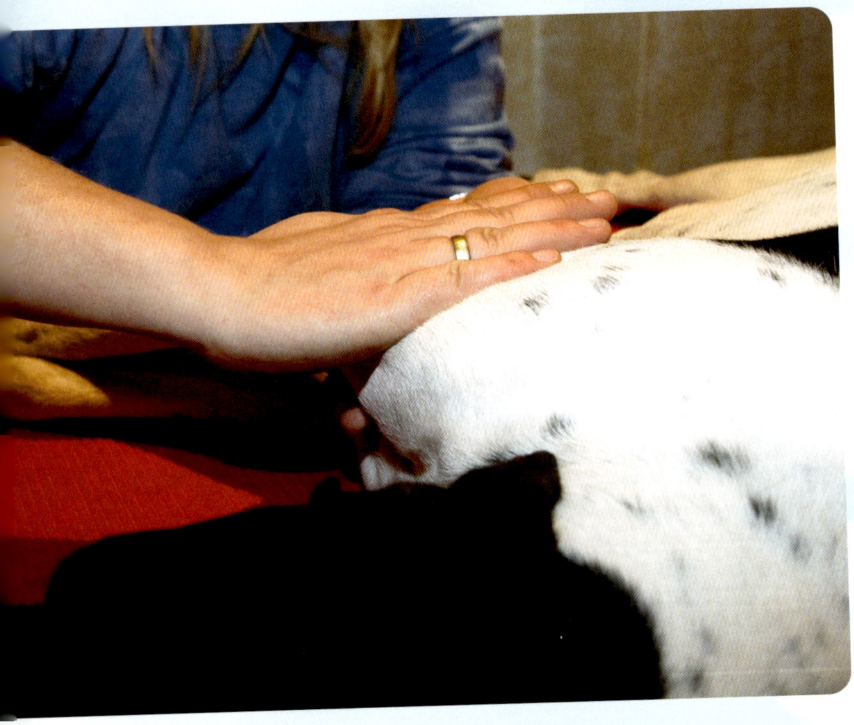

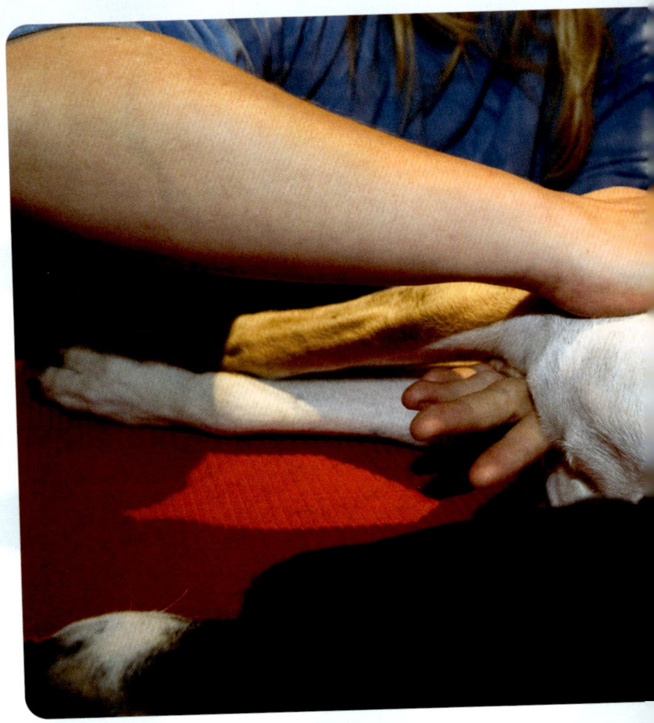

Rollungen sind eine entspannende, lockernde Massagetechnik. Legen Sie Ihre Hände an der einen Gliedmaßenseite mit den Fingern, an der anderen mit der Handbasis an. Jetzt folgt eine gegengleiche Bewegung. Diese soll den Muskel locker um den darunterliegenden Knochen rollen lassen.

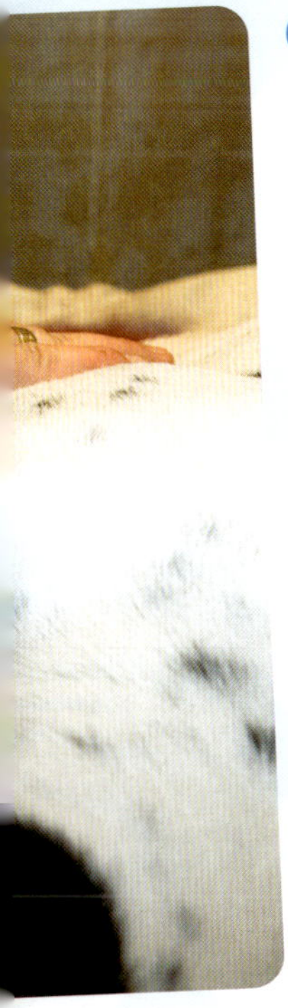

Rollungen sind sanfte gegenläufige Bewegungen der beiden Hände.

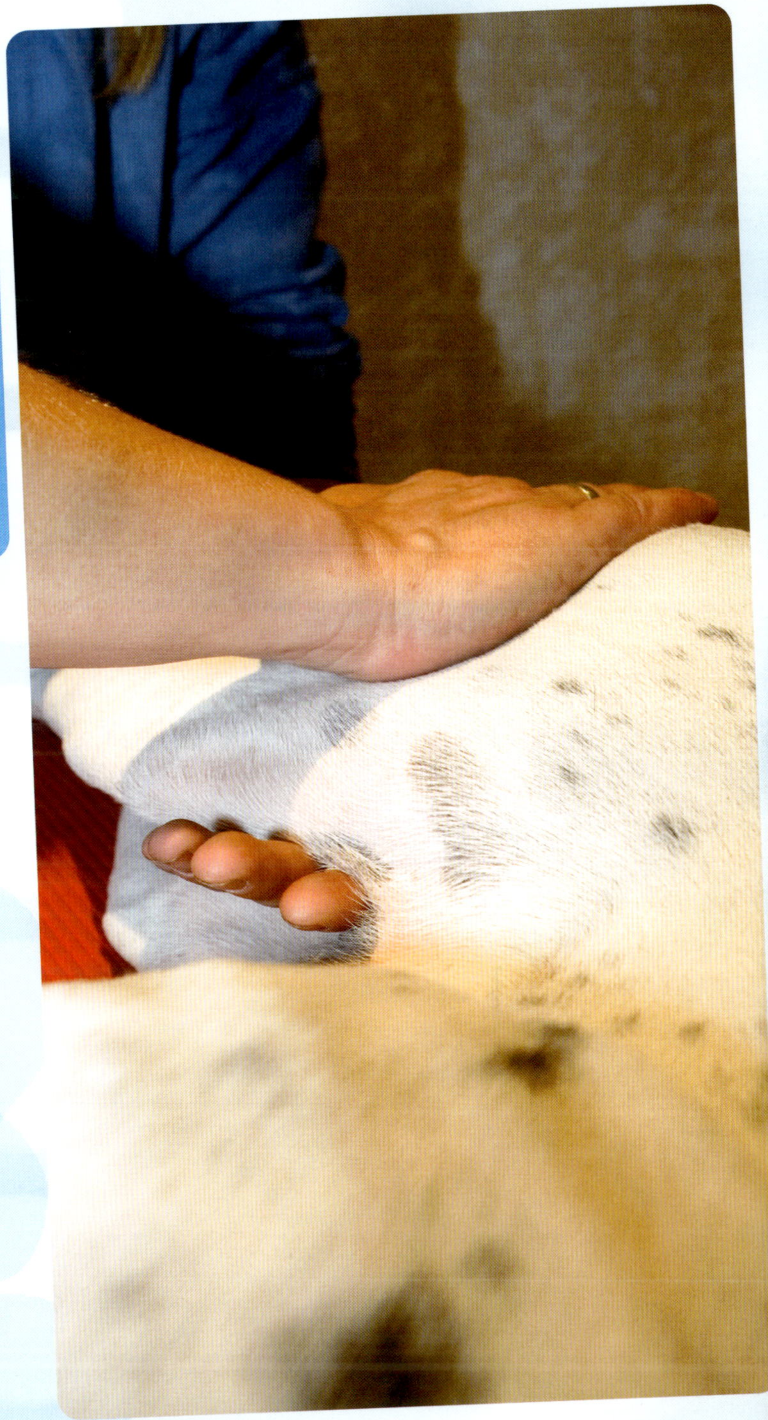

Rollungen in der dicken Muskulatur des Oberschenkels.

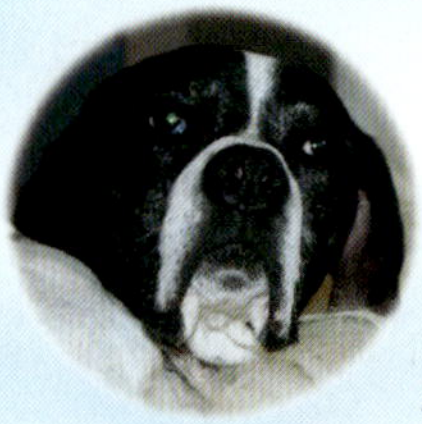

Weiter geht's mit den Zirkelungen. Dabei setzt mein Frauchen ihre Fingerspitzen neben meiner Wirbelsäule ein. Auf meinen kräftigen Beinmuskeln zirkelt sie mit dem Handballen. Dieser Massagegriff ist schon etwas intensiver und manchmal zwickt es etwas. Das ist aber nicht schlimm, sondern ich merke hier richtig, wie sich meine Muskulatur lockert und wärmer wird.

In der Muskulatur neben der Wirbelsäule dringt Frauchen mit dem Zeige- und Mittelfinger kreisförmig in meine Muskelstränge ein. Da achtet sie auch immer besonders darauf, dass sie nur in der weichen Muskulatur neben der Wirbelsäule massiert und nicht direkt auf den Knochen. Das mag ich nämlich nicht. Ich glaube auch, dass andere Hunde dies ebenfalls nicht mögen.

An den Gliedmaßen setzt Frauchen dann den Handballen ein. So wird eine großflächigere Wirkung erzielt. Aber ich bin ja auch groß. Bei kleineren Hunden können hier dann auch nur zwei oder drei Finger genutzt werden.

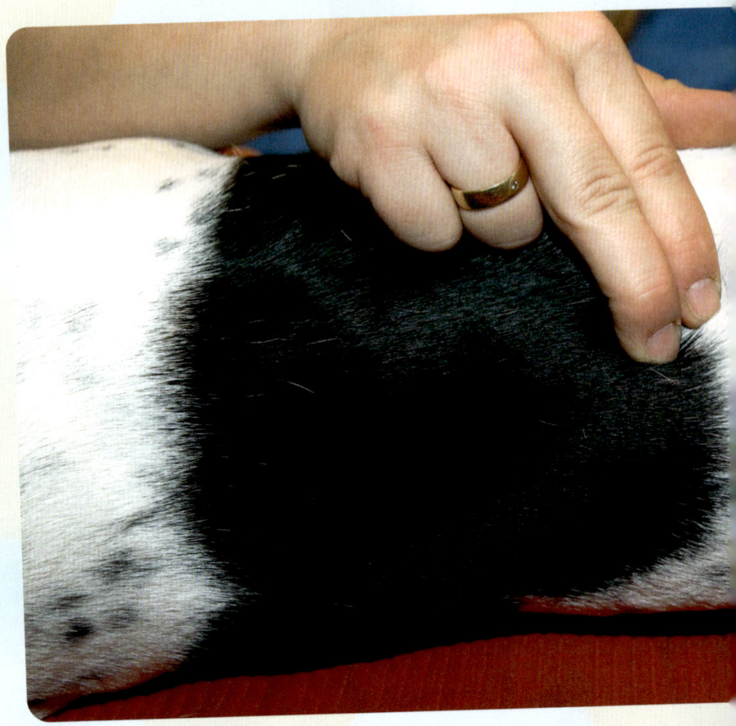

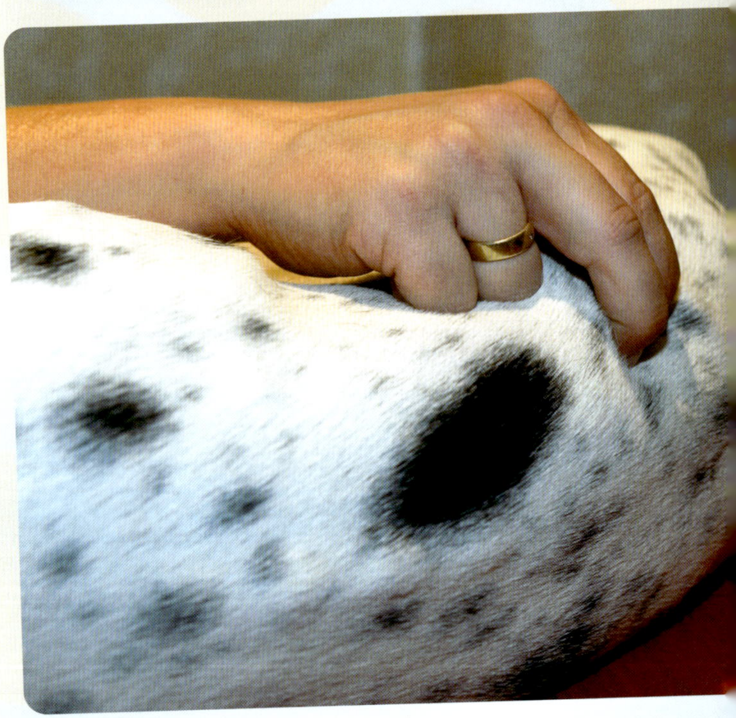

Zirkelungen neben der Wirbelsäule werden immer vom Kopf in Richtung Rute ausgeführt.

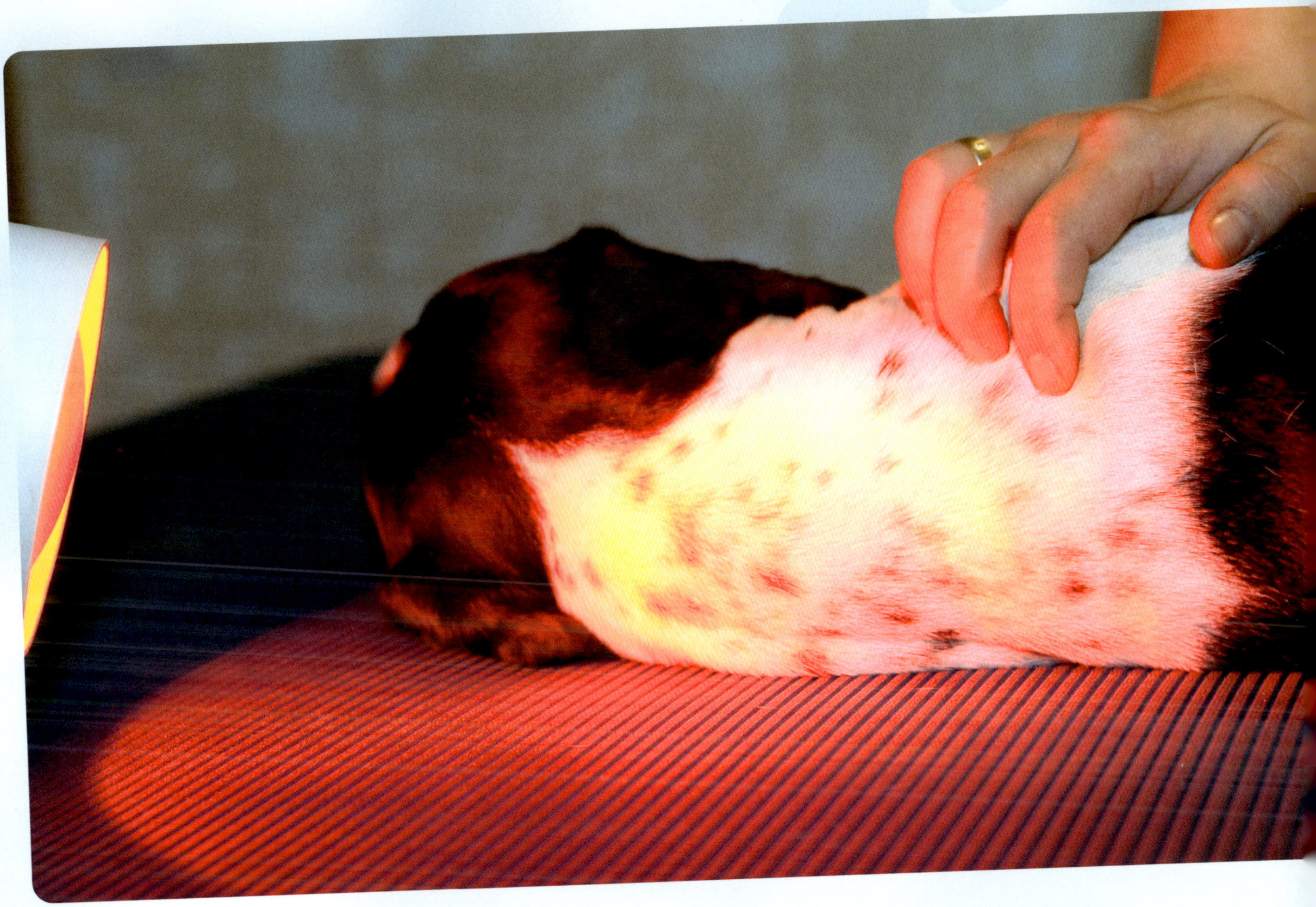

Eine Massage wie hier die Zirkelungen am Vorderbein kann gut mit Rotlicht kombiniert werden.

Zirkelungen sind intensiver als die anderen Massagetechniken. Neben der Wirbelsäule und den großen Muskeln an den Gliedmaßen ausgeführt, lockern und erwärmen sie das Gewebe. Zirkelungen dürfen nie direkt auf Knochen oder Gelenken durchgeführt werden.

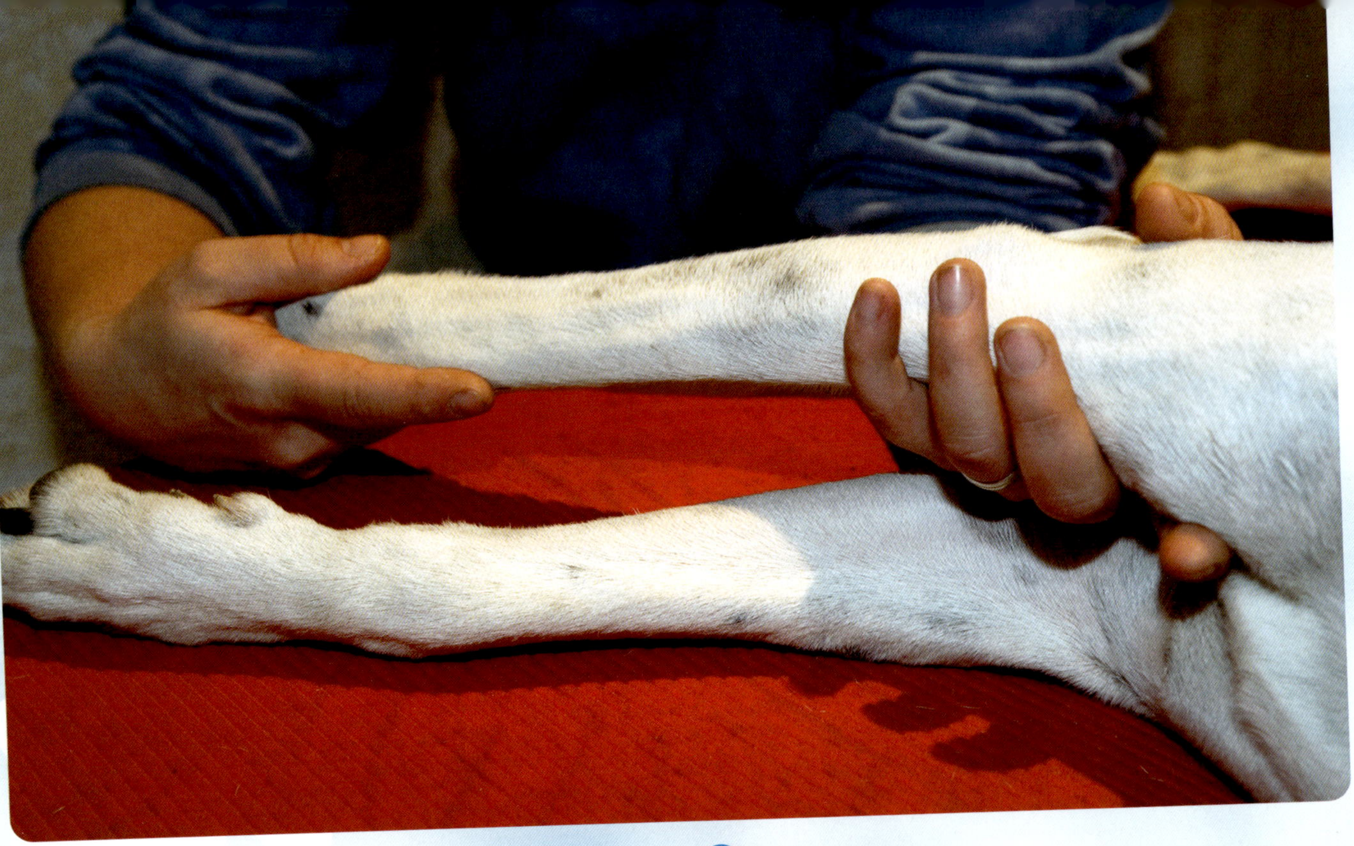

Bei den Schüttelungen muss das Hundebein gut unterlagert werden.

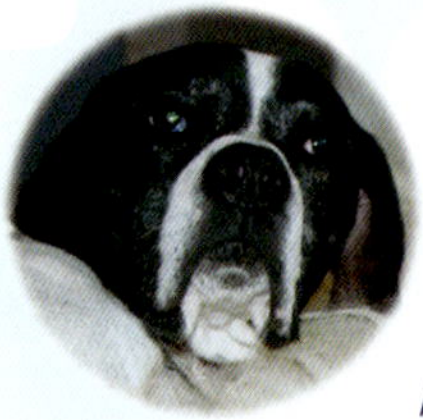

Jetzt zum Abschluss kommt wieder etwas ganz Gemütliches: Frauchens Schüttelungen. Diese Schüttelungen an meinen Vorder- und Hinterbeinen entspannen und lockern nicht nur meine Beinmuskeln, sondern wirken auf den Körper insgesamt. Auch meine Rückenmuskeln werden mit durchgeschüttelt, vibrieren ganz sanft und sind nachher wunderbar entspannt.

Jedes Bein wird insgesamt 30 Sekunden lang geschüttelt. Zuerst das Vorder- und dann das Hinterbein. Meine andere Körperseite kommt erst nach dem Seitenwechsel in den Genuss der wohltuenden Massagegriffe.

Schüttelungen wirken entspannend und lockernd. Sie sind an den Vorder- und Hintergliedmaßen gleichermaßen durchführbar. Die Gliedmaßen werden mit beiden Händen gehalten und sanft vibrierend durchgeschüttelt. Achten Sie darauf, die Gliedmaße gerade zu halten, damit keine Scherkräfte auf das Gelenk wirken. Das Hundebein wird großflächig umfasst. So geben Sie Ihrem Hund Sicherheit und ein gutes Gefühl.

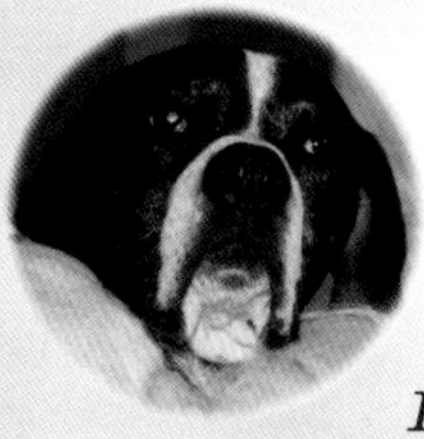

Oft bekomme ich jetzt noch einige Ausstreichungen und einige Minuten Rollungen. Dabei schlafe ich wieder fast ein – und ärgere mich, wenn Frauchen nun bittet, dass ich mich auf die andere Seite legen soll. Ich darf mich auch auf keinen Fall über den Rücken rollen, sondern muss aufstehen und mich umdrehen. Frauchen sagt, dass es nicht gesund ist, wenn ein fast schlafender Hund herumgerollt wird, da man davon eine Magendrehung bekommen könnte. Und das ist lebensgefährlich.

Halten Sie mehrere Hunde? Vorteilhaft ist es, wenn bei der Massage immer nur ein Vierbeiner mit Ihnen zusammen ist. Der Hund sollte nach einer Wellnessmassage die Möglichkeit zum Trinken, Lösen und Nachruhen bekommen.

Zum Abschluss können noch einmal Ausstreichungen und Rollungen durchgeführt werden. Danach wird die andere Körperhälfte massiert. Lassen Sie Ihren Hund zum Seitenwechsel aufstehen, nie über den Rücken rollen!

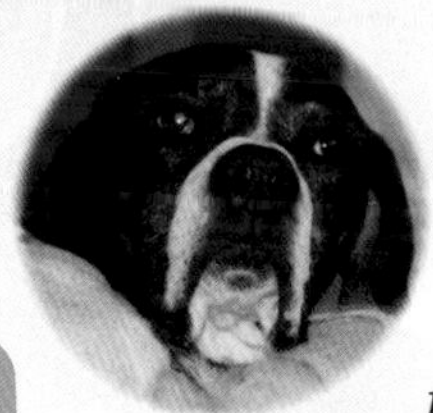

Mit mir zusammen in der Familie leben ja auch noch meine beiden Damen. Ehrlich gesagt sind es aber keine Damen. Jule ist ein manchmal zickiges und eifersüchtiges Weib und Sonja ein nerviger Jungspund. Beide müssen während meiner Massage den Raum verlassen. Ansonsten könnte ich keine Ruhe bekommen, permanent würde sich irgendeine kalte Hundeschnauze dazwischenschieben.

Auch nach der Massage möchte ich meine Ruhe, einmal kurz etwas trinken, mich lösen und dann am liebsten den restlichen Tag verschlafen und vor mich hin dösen. Ich kann Ihnen sagen: Das ist Wellness pur!

Praktische Tipps zur Durchführung

Zeit, Ruhe und eine gemütliche Atmosphäre schaffen den idealen Rahmen für eine Massage. Unser kostbarstes Gut, die Zeit, bildet den Grundstock. Gerade zu Anfang haben es viele Hunde schwer, sich auf die Berührungen einzulassen, sich hinzulegen und zu entspannen.

Geduld, Einfühlungsvermögen und Zeit ist von Ihnen gefordert. Diese Investition zahlt sich aus. Ihr Vierbeiner wird nicht nur von Mal zu Mal schneller ruhig und entspannt, auch im Alltag werden Sie positive Veränderungen feststellen.

Eine reine Wellnessmassage kann zwischen 20 und 30 Minuten dauern. Zu Beginn sind aber auch fünf oder zehn Minuten ausreichend.

Es zählen nicht die Minuten – sondern wie sie ausgefüllt werden. Überfordern Sie Ihren Hund nicht. Entspannung braucht Zeit, und diese können Sie nach und nach ausdehnen.

Die ideale Lage ist die Seitenlage des Hundes. Bis der Hund entspannt daliegt, kann aber einige Zeit vergehen. Ausstreichungen und sanfte Zirkelungen können Sie auch im Sitz oder Platz durchführen.

Leidet Ihr Vierbeiner an einer Erkrankung der Gelenke, beginnen Sie mit der Wellnessmassage an der gesunden Seite Ihres Tieres, erst dann wird im kranken Bereich massiert.

In der Massage werden im Wechsel Ausstreichungen, Rollungen, Zirkelungen und Schüttelungen durchgeführt. Mit Ausstreichungen beginnen und beenden Sie eine Wellnesseinheit. Auch sobald Sie eine Unruhe Ihres Hundes bemerken, werden wieder Ausstreichungen eingesetzt.

Achten Sie immer wieder auf Ihr eigenes Tempo. Die Massage sollte langsam und ruhig durchgeführt werden, nicht in Hektik oder Eile.

Probieren Sie die Gemütlichkeit aus. Innerhalb kurzer Zeit werden Sie und Ihr geliebter Vierbeiner diese Zeiten nicht mehr missen wollen.

Kombination mit anderen Wohlfühltechniken

Eine Wellnessmassage kann wunderbar mit anderen Techniken zum Wohlfühlen kombiniert werden. Hier sind Ihrer Fantasie keine Grenzen gesetzt. Wichtig ist nur, dass es für Sie und vor allem für Ihren Vierbeiner entspannend, beruhigend und richtig gemütlich ist.

Bevor Sie mit der Massage beginnen, können Sie vorab den Körper Ihres Hundes aufwärmen. Eine zehnminütige Wärmeanwendung ist ideal – sei es mit dem Körnerkissen, einem Rotlicht oder durch das gemeinsame Kuscheln auf der Heizdecke.

Wärme ist eine optimale Vorbereitung auf die Massage.

Nennen Sie einen etwas hektischen und nervösen Hund Ihr Eigen, können Sie versuchen, ihn vorab durch eine kurze Atemtherapie zu beruhigen. Dies geht zumeist recht flott und auch Sie können entspannen und vorbereiten.

Eine weitere Möglichkeit ist die Kombination mit aromatischen Düften. Stellen Sie während der Massage den Thermoduftstein mit einigen Tropfen Lavendelöl auf die Fensterbank oder beträufeln Sie die Duftlampe mit ein wenig Rosenöl. Dies stimmt Sie gemütlich und hat eine zusätzliche beruhigende Wirkung auf den Vierbeiner.

Slumbermassage: Berührung und Beruhigung für Körper und Geist

Zusammen mit meiner Freundin und Kollegin Sabine Woßlick von den 1. Deutschen Ausbildungsstätten für Hundephysiotherapie Süd entwickelte ich vor einigen Jahren die Slumbermassage. Nach vielen Versuchen an den eigenen Vierbeinern und Untersuchungen in länger andauernden Behandlungsreihen an Patientenhunden entstand die Kombination aus sanften Berührungen, Massagetechniken und Reflexzonenarbeit. Dieses Zusammenspiel schafft ein besonderes Wohlgefühl für unseren Vierbeiner. Wo in vielen anderen Wellnessmethoden der Kopfbereich des Vierbeiners ausgespart wird, werden diese Zonen und die Ohren während der Slumbermassage eingehend mitbehandelt.

Der Kopf unseres Hundes ist ein hochsensibles Organ. Im Bereich der Nasenwurzel und an den Ohren liegen Punkte, die auch in anderen Behandlungsformen, zum Beispiel bei der Akupressur, mitbehandelt werden.

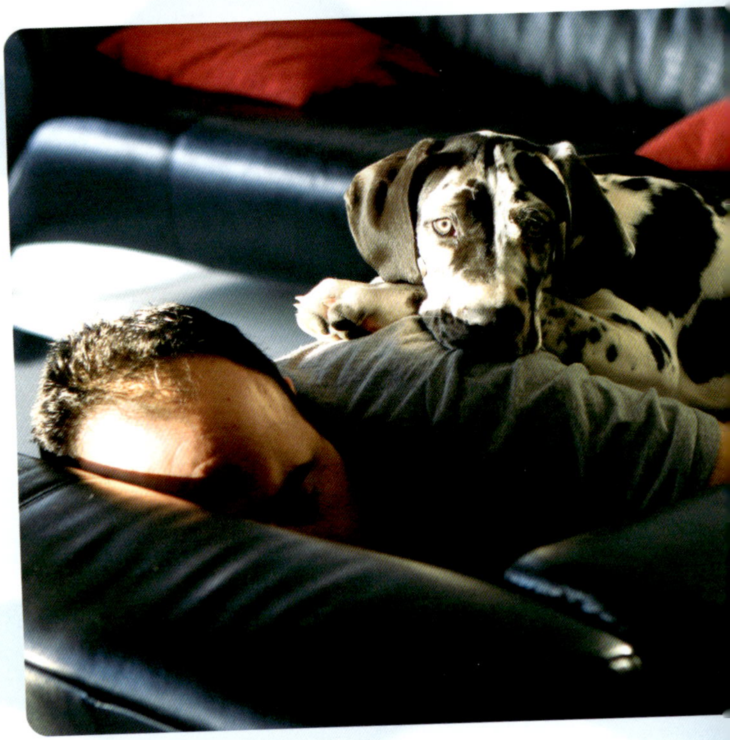

Abschluss einer Massage: Und beide sind glücklich ... (Foto: B. Konstantinou)

Akupressur

Die Akupressur ist eine alte Heilmethode in der Traditionellen Chinesischen Medizin (TCM). Während bei der Akupunktur Nadeln eingesetzt werden, nutzt die Akupressur die Fingerkuppen, um mit speziellen Massagetechniken auf genau definierten Energiepunkten Schmerzen zu lindern und Organfunktionen zu verbessern.
Diese Punkte liegen auf Meridianen, den Energieleitbahnen des Körpers. Meridiane sind laut der TCM Bahnen, in denen die Lebensenergie fließt. Auch im tiertherapeutischen Bereich kommt die Akupressur immer mehr zum Einsatz.

Slumber bedeutet übersetzt schlafen oder schlummern. Schon der Wortursprung ist beruhigend und kennzeichnet die entspannende Wirkung der Slumbermassage.

Die Berührungen sind von hoher Qualität. Die emotionale Verbindung zwischen Ihnen und Ihrem Hund wird gefestigt. Während der intensiven Körperarbeit gehen Sie einen Weg, der von Verständnis und Vertrauen geprägt ist.

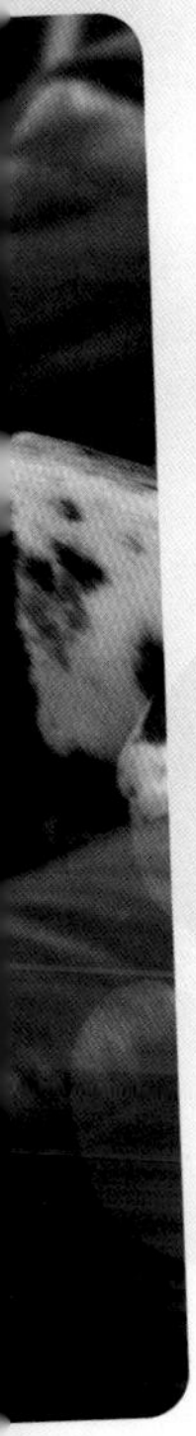

Die Slumbermassage berührt und beruhigt Körper und Seele.

Die Slumbermassage ist eine Berührung, die verbindet. Körperlicher Kontakt und Nähe sind für unsere geliebten Vierbeiner von hoher Bedeutung und eine ebenso große Belohnung wie ein ganzer Sack voller Leckerchen.

Allerdings lassen sich nicht all unsere Hunde gern anfassen und berühren. Manche Tiere haben eine generelle Berührungsangst, andere reagieren dagegen nur in bestimmten Körperbereichen empfindlich. Sie sollten vorab von Ihrem Tierarzt abklären lassen, ob eine Berührungsempfindlichkeit an bestimmten Körperpartien bei Ihrem Hund ein Krankheitszeichen ist.

Sind die Berührungsängste psychisch und nicht körperlich bedingt, ist die Slumbermassage optimal geeignet, um Ängste abzubauen, den Hund zu entspannen und ihm beizubringen, dass Berührung etwas Wunderschönes ist. Auch Hunde, die im Tierheim leben, können so aufgefangen und seelisch unterstützt werden.

Wie gehe ich an einen Hund heran, der Berührungen ablehnt oder gar verweigert? Der wichtigste Aspekt ist auch hier wieder Ruhe, Geduld und Zeit. Nähern Sie sich dem Tier immer besonnen und vorsichtig, vermeiden Sie plötzliche Bewegungen.

Die Slumbermassage zeigt Ihrem Hund, dass körperliche Nähe und sanfte Berührungen etwas Wunderbares sind.

Auch eine nur kurze Berührung sollte mit sanfter Stimme belohnt, die Zeitdauer aber kontinuierlich verlängert werden. Sie sollten Ihren Vierbeiner allerdings niemals festhalten oder mit scharfen Befehlen arbeiten.

Nutzen Sie Ihre Stimme. Reden Sie leise und beschwichtigend auf den Hund ein. Versuchen Sie, ihn durch besänftigende Worte zu entspannen. Und seien Sie hartnäckig. Geben Sie nicht auf, sondern versuchen Sie täglich erneut, an Ihren Vierbeiner heranzukommen.

Aber: Keine der Wellnessmethoden muss um jeden Preis und jetzt sofort gelingen und durchgeführt werden.

Seien Sie immer offen für Ihr Stimmungsbarometer. Auch der Hund hat gute und schlechte Tage und Stimmungen. Versuchen Sie immer, mit Freude zu arbeiten. Und dann, irgendwann, wird sich Ihr Fellbündel entspannen und von sich aus Ihre Nähe suchen.

Eine wunderschöne und vortrefflich passende Aussage ist: „Die Berührung ist eine mächtige Brücke für die Liebe." Handeln auch Sie danach und berühren Sie mit dieser Massageform Ihre und die Seele Ihres Vierbeiners.

Anwendungsgebiete beim Hund

Die Slumbermassage soll die Wellnesstherapie unterstützen und eine tiefe Entspannung bewirken. Gerade bei psychischen Auffälligkeiten des Hundes ist sie hilfreich und wirksam.

Außerdem ist sie eine wunderbare Möglichkeit, sich mit Hunden aus zweiter Hand und Tierheimhunden inniger zu verbinden und ihnen wieder Vertrauen in den Menschen zurückzugeben.

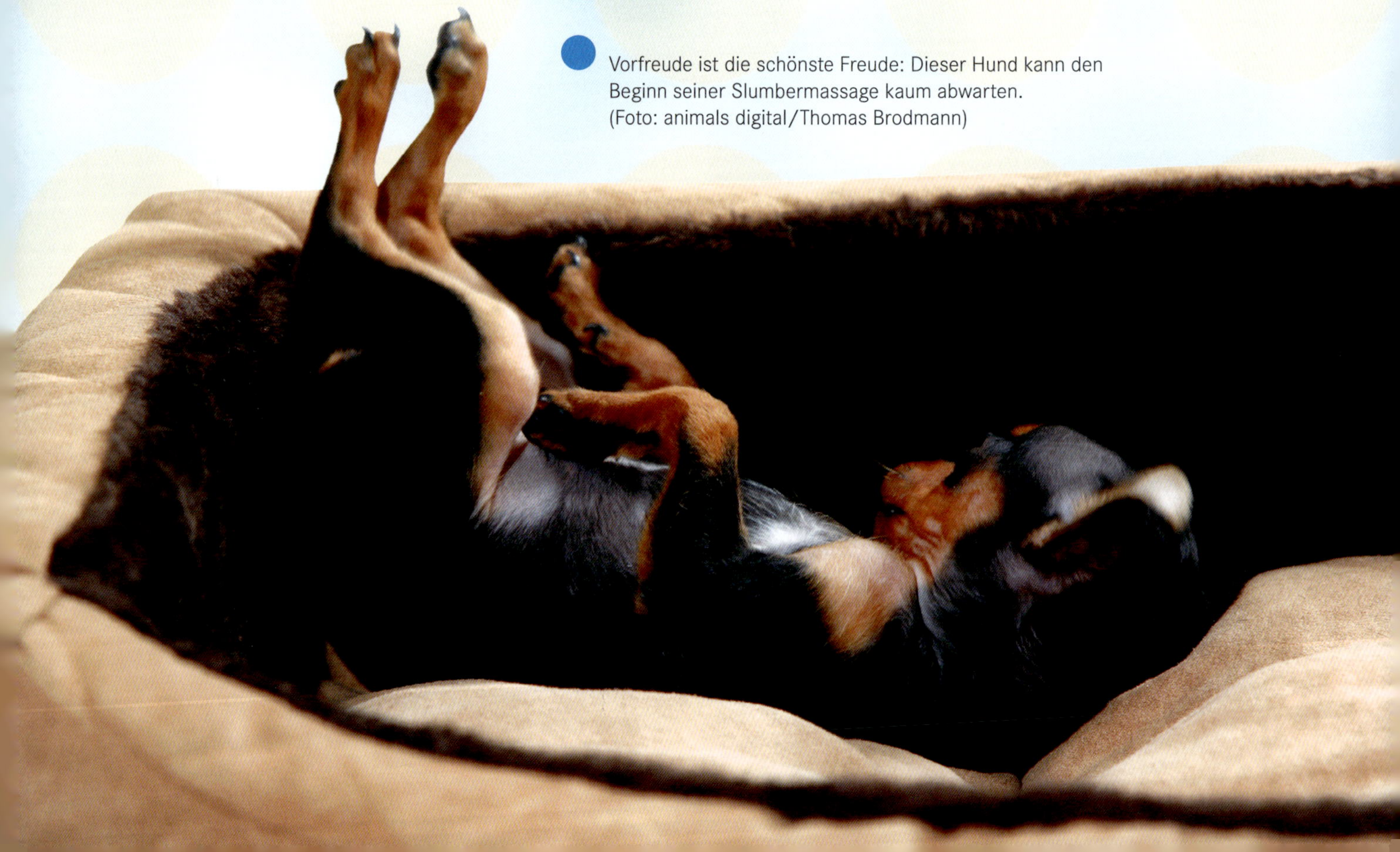

Vorfreude ist die schönste Freude: Dieser Hund kann den Beginn seiner Slumbermassage kaum abwarten. (Foto: animals digital/Thomas Brodmann)

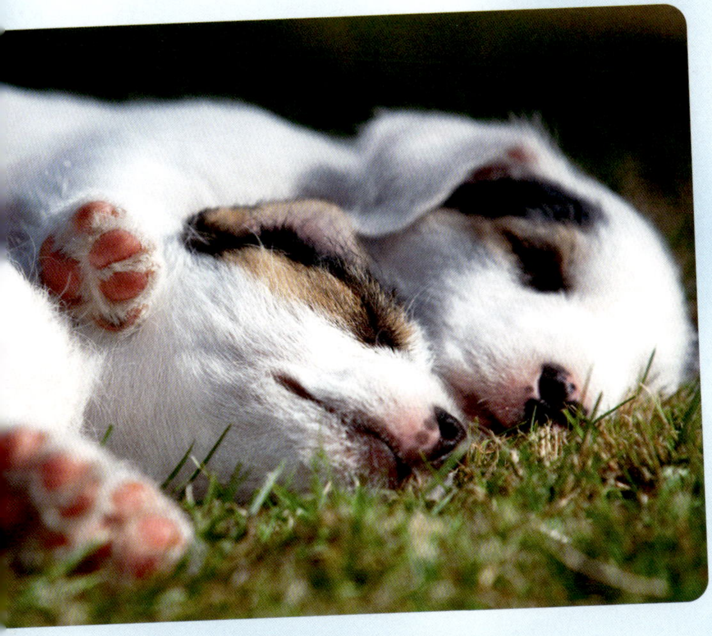

Auch Welpen kommen mit der Slumbermassage gut zur Ruhe.

Wirkung der Slumbermassage

- Vertrauensaufbau
- Verbesserung der Bindung zwischen Hund und Mensch
- Entspannung, Beruhigung
- Verbesserung des Gefühls für den eigenen Körper
- Muskellockerung
- Schmerzlinderung
- Wellness für den gesunden Vierbeiner

Die Slumbermassage kommt ebenfalls bei Erkrankungen der Gelenke zum Einsatz. Bitte beachten Sie die Gegenanzeigen dieser Wellnessmethode. Im Zweifel fragen Sie Ihren Tierarzt um Rat.

Anwendungsgebiete der Slumbermassage:

- Ängstliche, nervöse und hyperaktive Hunde
- Hunde aus zweiter Hand
- Hunde, die im Tierheim leben
- Hunde mit Erkrankungen der Gelenke

Wirkungen

Mit dieser Massageform wirken wir nicht nur auf die körperlichen Strukturen wie Haut und Muskulatur ein, sondern speziell auf die Seele unseres Hundes. Die Slumbermassage wirkt ganzheitlich und ist so auch bei nervösen, ängstlichen und verhaltensauffälligen Hunden ideal. Durch die körperlich entspannende, muskellockernde und schmerzlindernde Wirkung können auch Hunde mit Erkrankungen der Gelenke behandelt werden.

Der Aspekt der reinen Wellnesstherapie ist auch nicht zu vernachlässigen. Selbstverständlich können Sie auch Ihrem körperlich und psychisch gesunden Hund mit der Slumbermassage etwas Gutes tun.

erkannt und optimal therapiert werden. Ihr Tierarzt berät Sie gern.
Meine Empfehlung: Lassen Sie schon bei jungen Hunden eine jährliche Blutuntersuchung durchführen, bei älteren Tieren und Senioren einen halb- oder sogar vierteljährlich tierärztlichen Check. Und: Freuen Sie sich, wenn Ihr Hund gesund ist, seien Sie nicht traurig wegen des vermeintlich verlorenen Geldes!

Gegenanzeigen

Da die Slumbermassage eine ähnliche Wirkung wie die Wellnessmassage hat, sind hier ebenso verschiedene Gegenanzeigen zu beachten. Leidet Ihr Vierbeiner an fiebrigen Infekten, an einer nicht medikamentös eingestellten Herzerkrankung, besteht eine erhöhte Blutungsneigung, liegen Entzündungen der Haut oder Gelenke vor, eine Krebserkrankung oder frische Verletzungen von Knochen, Muskeln, Bändern und Sehnen, darf keine Slumbermassage durchgeführt werden. Weiterhin sollten auch trächtige Hündinnen nicht behandelt werden.

Im Zweifel stellen Sie Ihren Hund dem Tierarzt vor und lassen eventuelle Gegenanzeigen abklären und ausschließen.

Ein Tipp der Gesundheit Ihres Vierbeiners zuliebe

Viele Erkrankungen innerer Organe wie Leber oder Nieren zeigen sich erst relativ spät durch körperliche Auffälligkeiten. Eine regelmäßige Blutuntersuchung schafft Klarheit, bestehende Erkrankungen können früh

Vorsicht!

In diesen Fällen darf keine Slumbermassage durchgeführt werden:

- Fieber
- Infektionserkrankungen
- Nicht durch Medikamente eingestellte Herzerkrankungen
- Blutungsneigung (blutverdünnende Medikamente)
- Entzündungen
- Tumoren, Krebserkrankungen
- Offene Wunden, Ekzeme
- Knochenbruchgebiet bis zur Verknöcherung
- Frische Verletzungen von Bändern, Muskeln und Sehnen
- Trächtigkeit

Ablauf einer Slumbermassage

Eine Slumbermassage wird im Stand des Hundes begonnen und, wenn möglich, in Seitenlage weitergeführt. Bei sehr ängstlichen oder nervösen Tieren ist die Behandlung in entspannter Seitenlage allerdings oftmals noch nicht durchführbar, da der Hund nicht zur Ruhe kommen kann oder das zwischenartliche Vertrauen noch nicht ausreichend gefestigt ist. Dennoch können Sie mit der Slumbermassage beginnen und die Seitenlagetechniken zu einem späteren Zeitpunkt einsetzen.

Die vollkommene Entspannung sollte immer Ihr Endziel sein. Aber auch der Weg dorthin ist das Ziel. Und bis Sie angekommen sind, müssen Sie sich in Geduld und Ruhe üben.

Im Stand beginnen Sie mit dem Slumber-One, der ersten Griffabfolge: Streichen Sie sanft und langsam vom Nacken über den Rücken bis zum Rutenansatz Ihres Hundes. Umgreifen Sie die Rute und ziehen Sie sie vorsichtig bis zum Ende aus.

Gehen Sie denselben Weg an der Bauchseite zurück: von der Leiste über Bauch und Brust bis zum Hals. Am Bauch, direkt vor Beginn des Rippenbogens, liegt der Solarplexus, ein Geflecht von Nervenfasern. Hier können Sie die beruhigende Wirkung verstärken, indem Sie einige kreisende Bewegungen ausführen.

Der Solarplexus wird auch Sonnengeflecht genannt. Es ist ein autonomes Geflecht aus sympathischen und parasympathischen Nervenfasern und das Energiezentrum des Nervensystems. Der Solarplexus liegt zwischen dem Magen und der Wirbelsäule. Sanfte Zirkelungen und kreisende Bewegungen in diesem Bereich wirken sehr beruhigend und entspannend.

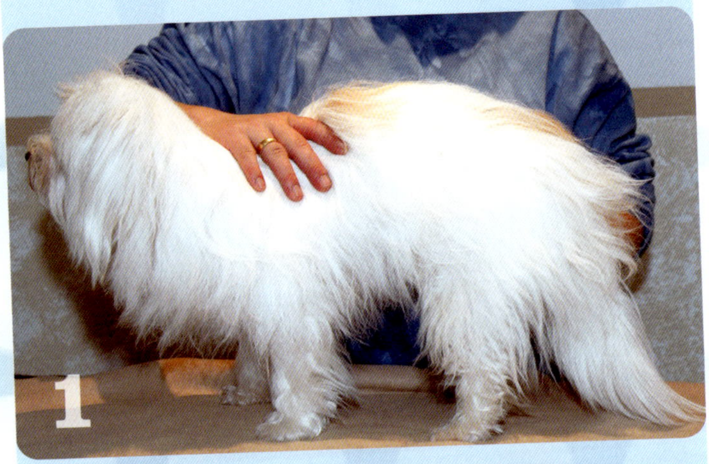

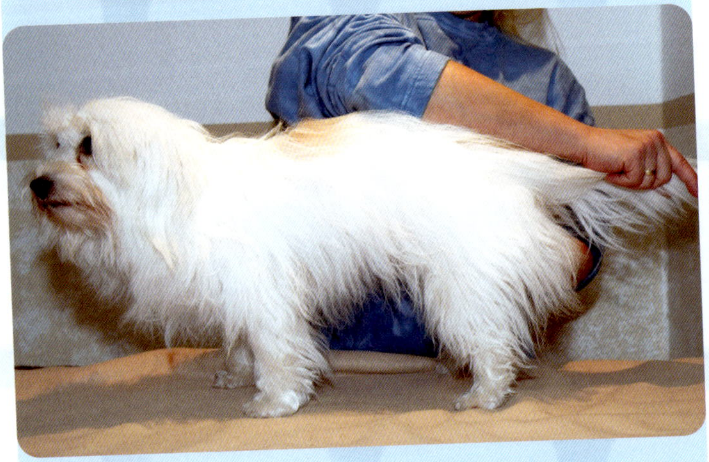

Slumber-One, Griffabfolge 1: Streichen Sie vom Nacken über den Rücken bis zur Rutenspitze.

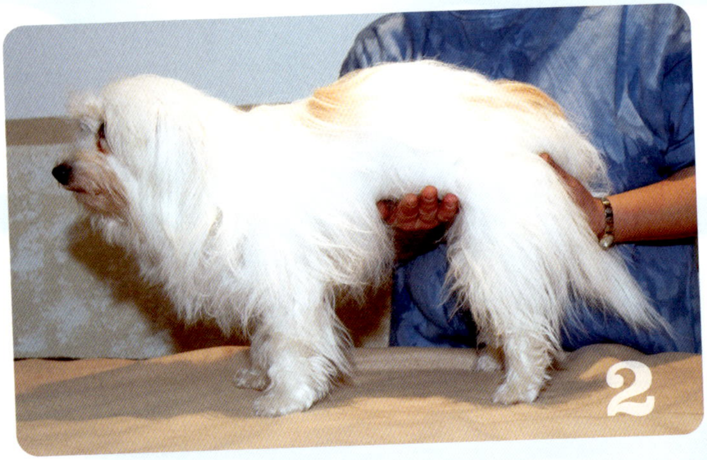

Griffabfolge 2: Gehen Sie denselben Weg an der Bauchseite zurück.

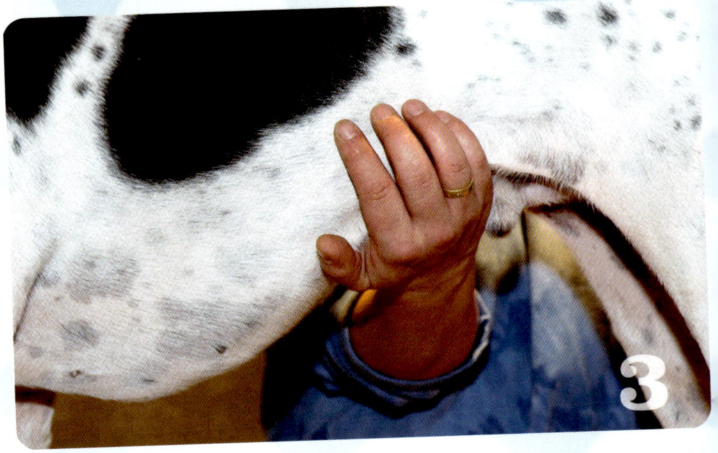

Griffabfolge 3: Führen Sie kreisende Bewegungen im Bereich des Solarplexus aus.

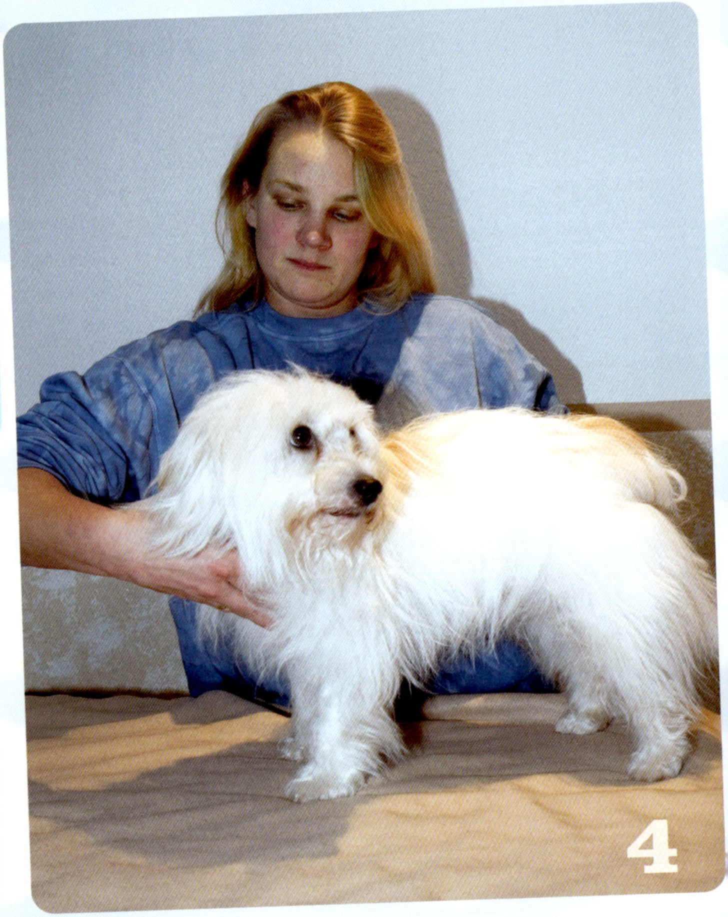

Griffabfolge 4: Die Streichungen an der Bauchseite enden im Halsbereich.

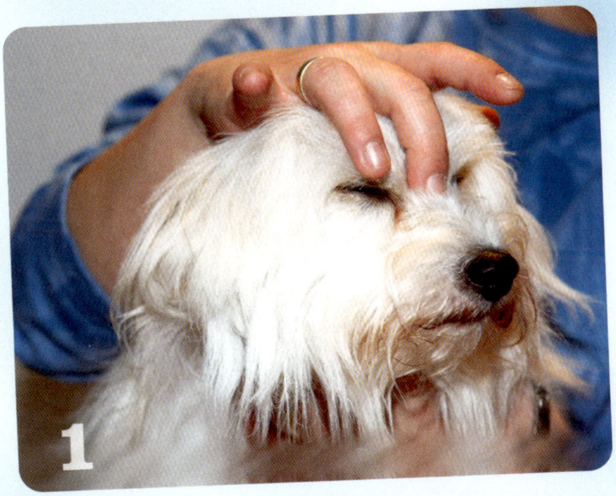

Slumber-Head, Griffabfolge 1: Im Stop des Hundes werden sanfte kreisende Bewegungen durchgeführt.

Die Kopfarbeit, der Slumber-Head, ist eine wunderbare Methode, unseren Vierbeiner zu entspannen und die Vertrauensbasis zu vertiefen. Während dieser Anwendung kann der Hund stehen, sitzen oder liegen – wie es ihm am besten gefällt.

Am Stop des Hundes, dem Stirnabsatz zwischen Nasenbein und Schädel, wird mit sanften Fingerkuppenkreisungen begonnen. Dann gehen Sie mit L-förmigen Strichführungen, ein- oder beidseitig durchgeführt, bis zu den Ohren hinauf. Anschließend machen Sie kreisende Bewegungen an den Ohren und ziehen sie zum Schluss weich aus.

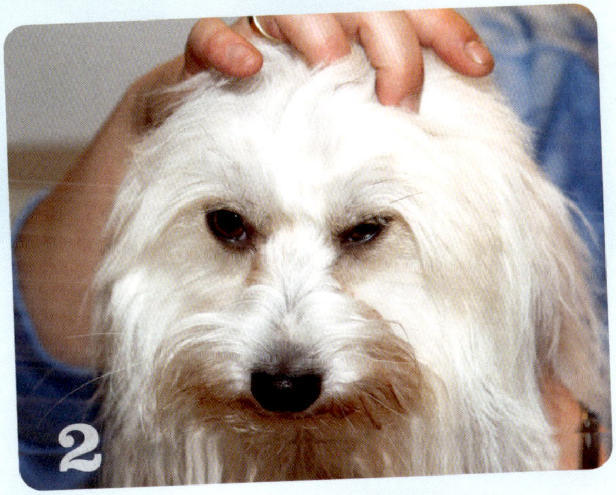

Griffabfolge 2: Gehen Sie mit L-förmigen Streichungen bis zu den Ohren.

Der Slumber-Head kann in jeder Position des Hundes ausgeführt werden.

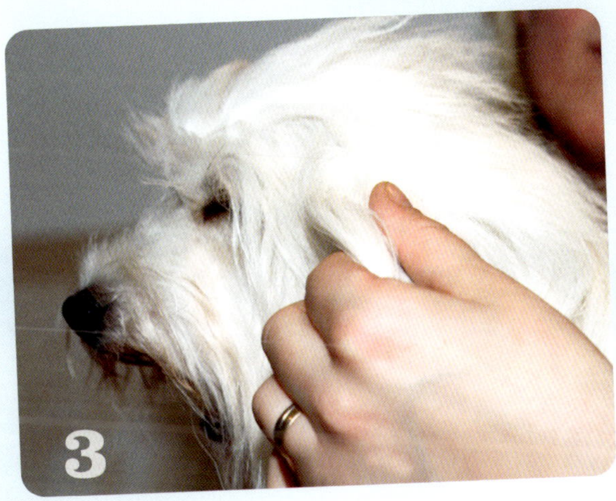

Griffabfolge 3: Gehen Sie mit L-förmigen Streichungen bis zu den Ohren.

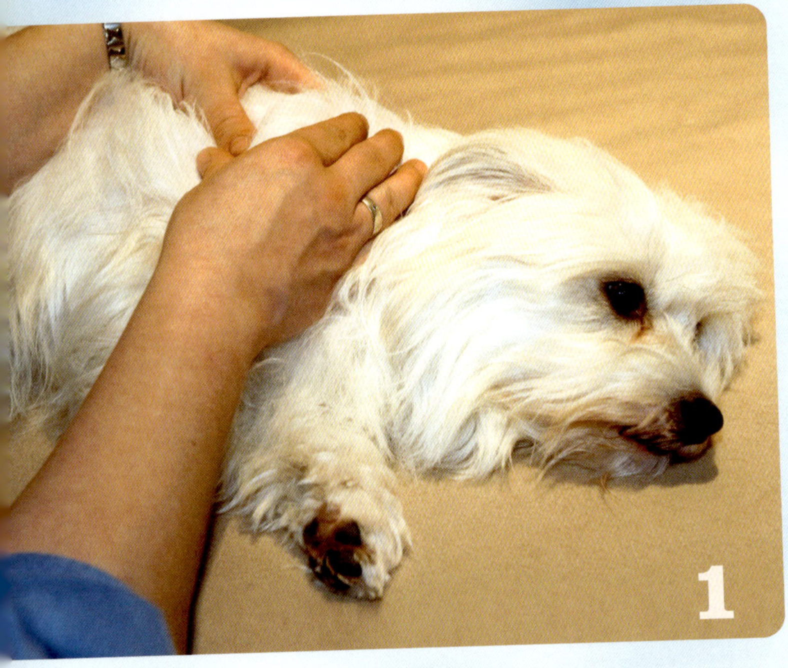

Slumber-Front, Griffabfolge 1: Das Schulterblatt wird großflächig mit beiden Händen umfasst, dann werden leicht kreisende Bewegungen durchgeführt.

In den meisten Fällen ist der Hund jetzt bereits so entspannt, dass er sich freiwillig in Seitenlage begibt und der Slumber-Front ausgeführt werden kann.

Hier werden zuerst kreisende Bewegungen mit dem Schulterblatt durchgeführt. Umgreifen Sie das Schulterblatt großflächig mit beiden Händen und führen Sie leicht kreisende Bewegungen durch. Danach wird die gesamte Vordergliedmaße rotiert. Halten Sie das Vorderbein großflächig und drehen Sie es langsam und sanft im Uhrzeigersinn. Zum Abschluss erfolgt die Erdung des Hundes. Geben Sie hierzu einen sanften bis mittelstarken Druck, von unterhalb der Pfote, in Richtung der Gliedmaßenlängsachse.

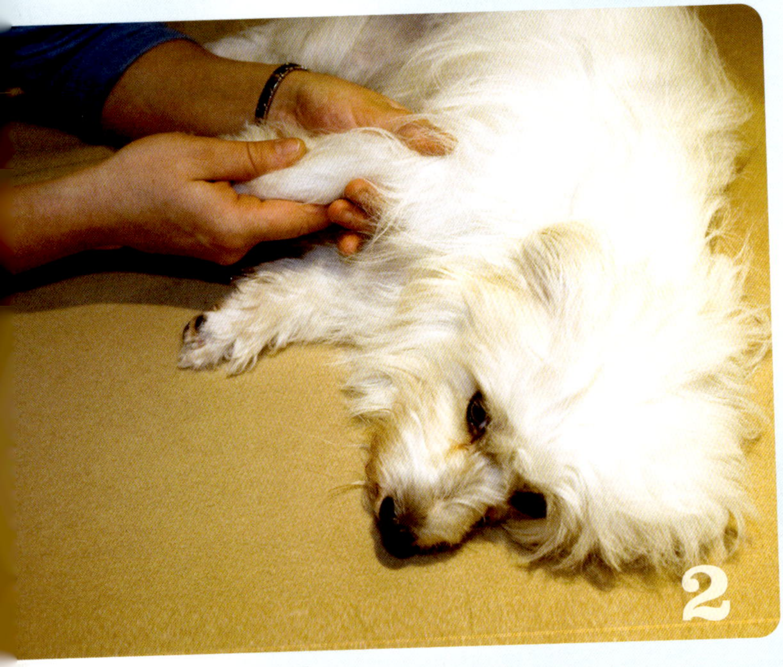

Griffabfolge 2: Das Vorderbein wird sanft im Uhrzeigersinn rotiert.

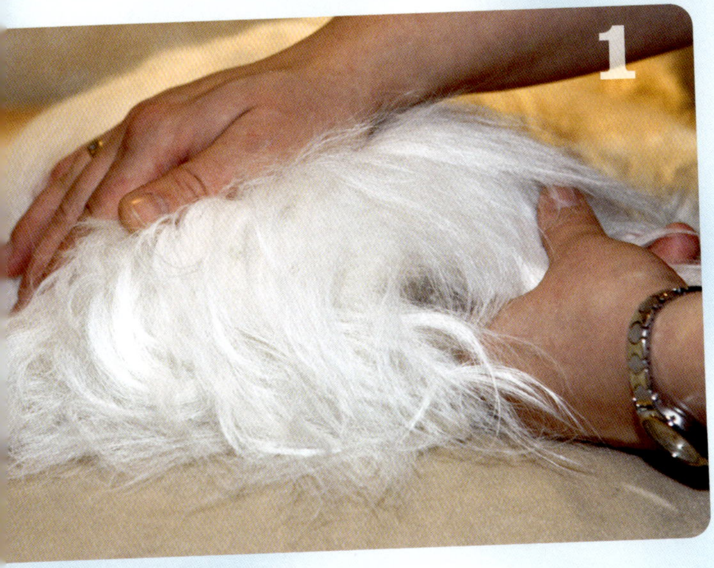

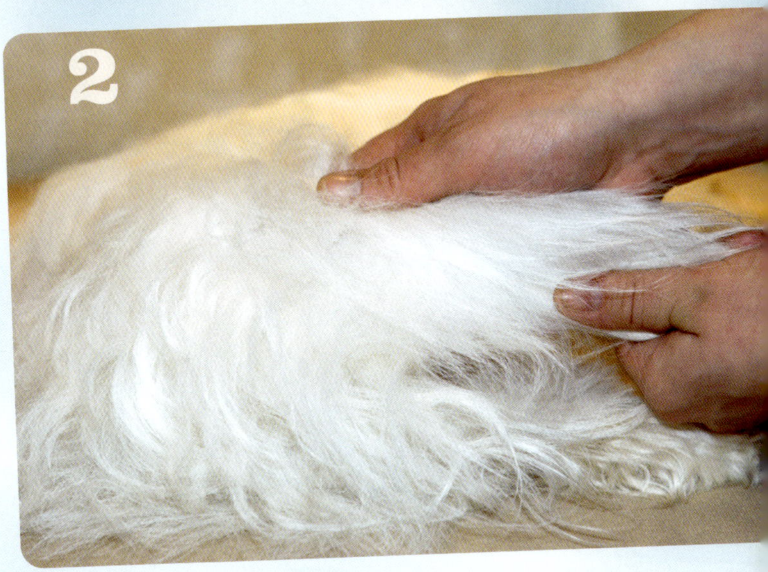

Slumber-Back, Griffabfolge 1: Es werden leicht kreisende Bewegungen im Bereich des hinteren Rückens durchgeführt.

Griffabfolge 2: Das ganze Hinterbein wird wieder im Uhrzeigersinn rotiert.

Der Slumber Back für die Hinterbeine hat eine ähnliche Griffabfolge wie der Slumber-Front. Zuerst führen Sie zarte, kreisende Bewegungen im Bereich der hinteren Wirbelsäule, also am Kreuzbein, aus. Danach wird wieder die gesamte Gliedmaße im Uhrzeigersinn rotiert. Zur Erdung des Hundes geben Sie einen sanften bis mittelstarken Druck von unten in Richtung der Gliedmaßenlängsachse.

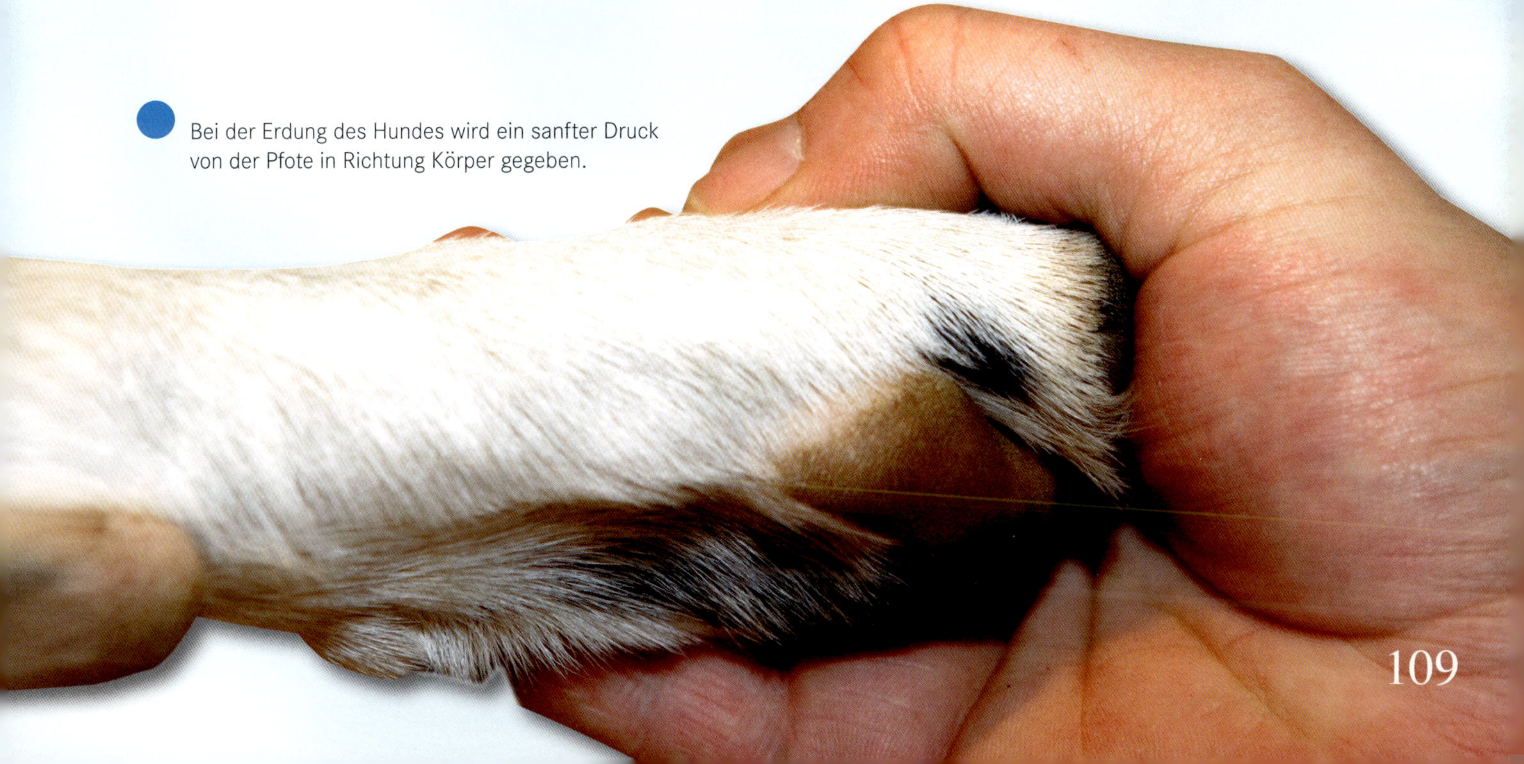

Bei der Erdung des Hundes wird ein sanfter Druck von der Pfote in Richtung Körper gegeben.

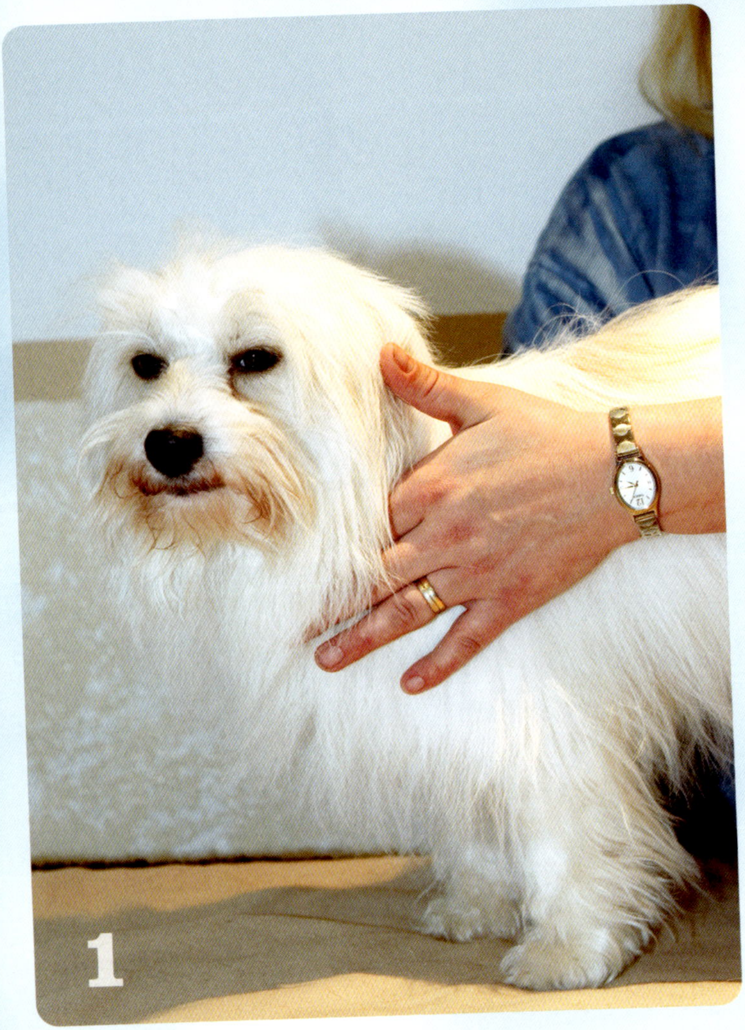

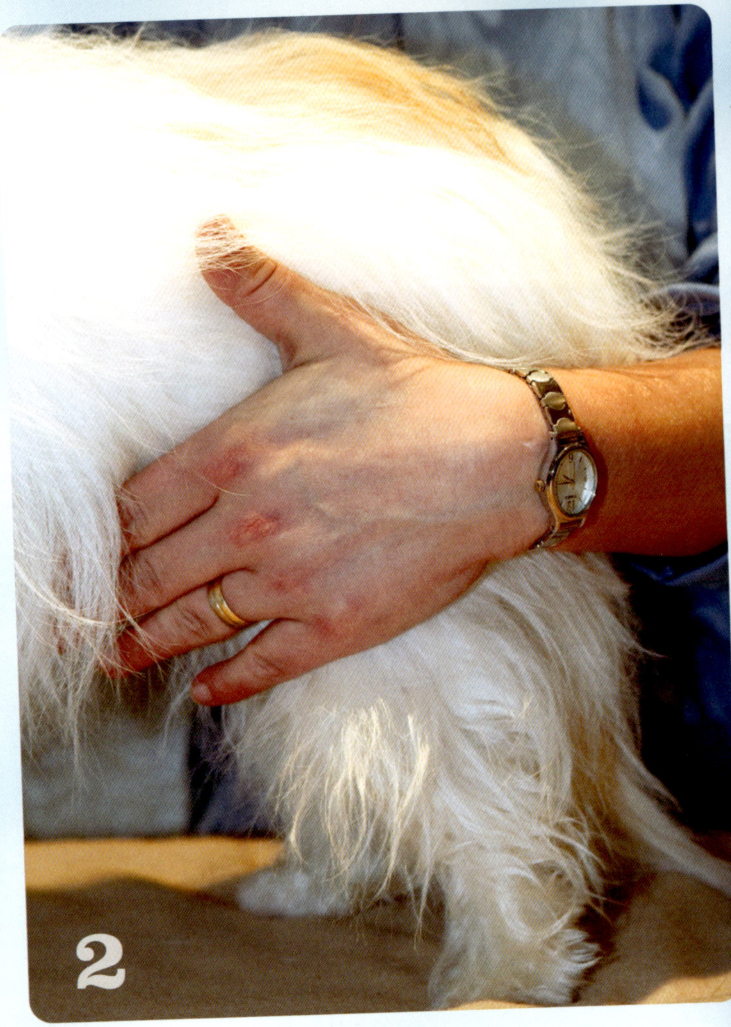

Slumber-Touch, Griffabfolge 1: Geben Sie einen milden Druck beidseits an den Schulterblättern.

Griffabfolge 3: Geben Sie einen milden Druck beidseits an den Oberschenkeln Ihre Hundes.

Zum Abschluss folgt noch einmal der Slumber-One und Ihr Hund kann sich auf seine andere Körperseite legen. Nachdem Sie auch diese Seite mit dem Slumber-Front und dem Slumber-Back behandelt haben, wird zum dritten Mal der Slumber-One durchgeführt.

Die Slumbermassage endet mit dem Slumber-Touch. Hierbei legen Sie beim stehenden Tier Ihre Hände zuerst beidseits an die Schulterblätter und geben einen milden Druck, danach verlagern Sie Ihre Hände seitlich an die Oberschenkel und üben den gleichen Druck aus.

Ist Ihr Vierbeiner noch immer etwas nervös und hektisch, können Sie erneut den Slumber-Head einsetzen.

Zeit, Ruhe und Geduld sind unerlässlich bei jeder Wohlfühlmassage!

Praktische Tipps zur Durchführung

Zeit, Ruhe und Geduld – diese drei Schlagworte sollten Sie immer beherzigen. Je aktiver oder nervöser Ihr Tier ist, desto intensiver müssen Sie beruhigend wirken und einwirken.

Schaffen Sie zuallererst eine gemütliche Atmosphäre. Schalten Sie Telefon und Handy ab, verdunkeln Sie den Raum, zünden eine heimelige Kerze an und verbannen alle anderen Zwei- und Vierbeiner in einen anderen Teil Ihres Zuhauses. Konzentrieren Sie sich ausschließlich auf Ihren Hund, legen Sie Ihr ganzes Augenmerk auf seine Seele und seinen Körper.

Zusätzlich können Sie nach Lust und Laune noch etwas Lavendel- oder Vanillearoma mit ins Spiel bringen. Und denken Sie daran, Sie stehen nicht unter Erfolgsdruck. Verhalten Sie sich so auch Ihrem Hund gegenüber. Was heute nicht klappt, wird schon morgen oder nächste Woche ganz anders aussehen und funktionieren.

Nutzen Sie noch andere Gemütlichmacher. Breiten Sie die dicke Decke oder das kuschelige Lammfell auf dem Boden aus und legen die Heizdecke darunter. Und leben Sie – zusammen mit Ihrem Hund – in der Gemütlichkeit.

Bürstenmassage

Kurze Wellnesszeiten können auch mit einer Bürstenmassage verschönert werden. In Drogerien und Hundezubehörläden erhalten Sie eine breite Auswahl an verschiedenen Bürsten – weiche Sisalbürsten, festere Bürstenhandschuhe und Striegel. Wählen Sie die passende Bürste je nach Länge und Beschaffenheit des Fells Ihres Hundes aus: Eine eher weiche Bürste ist bei kurz- und stockhaarigen Hunden geeignet, während bei Tieren mit langem und dichtem Fell härtere Borsten empfehlenswerter sind.
Streichen Sie mit der Bürste langsam und in Fellwuchsrichtung über den Körper Ihres Hundes. Achten Sie darauf, einen nur sanften Druck im Bereich von Knochen und Gelenken auszuüben. Die Bürstenmassage hat eine entspannende und beruhigende Wirkung, und nebenbei führen Sie auch eine Fellpflege durch.

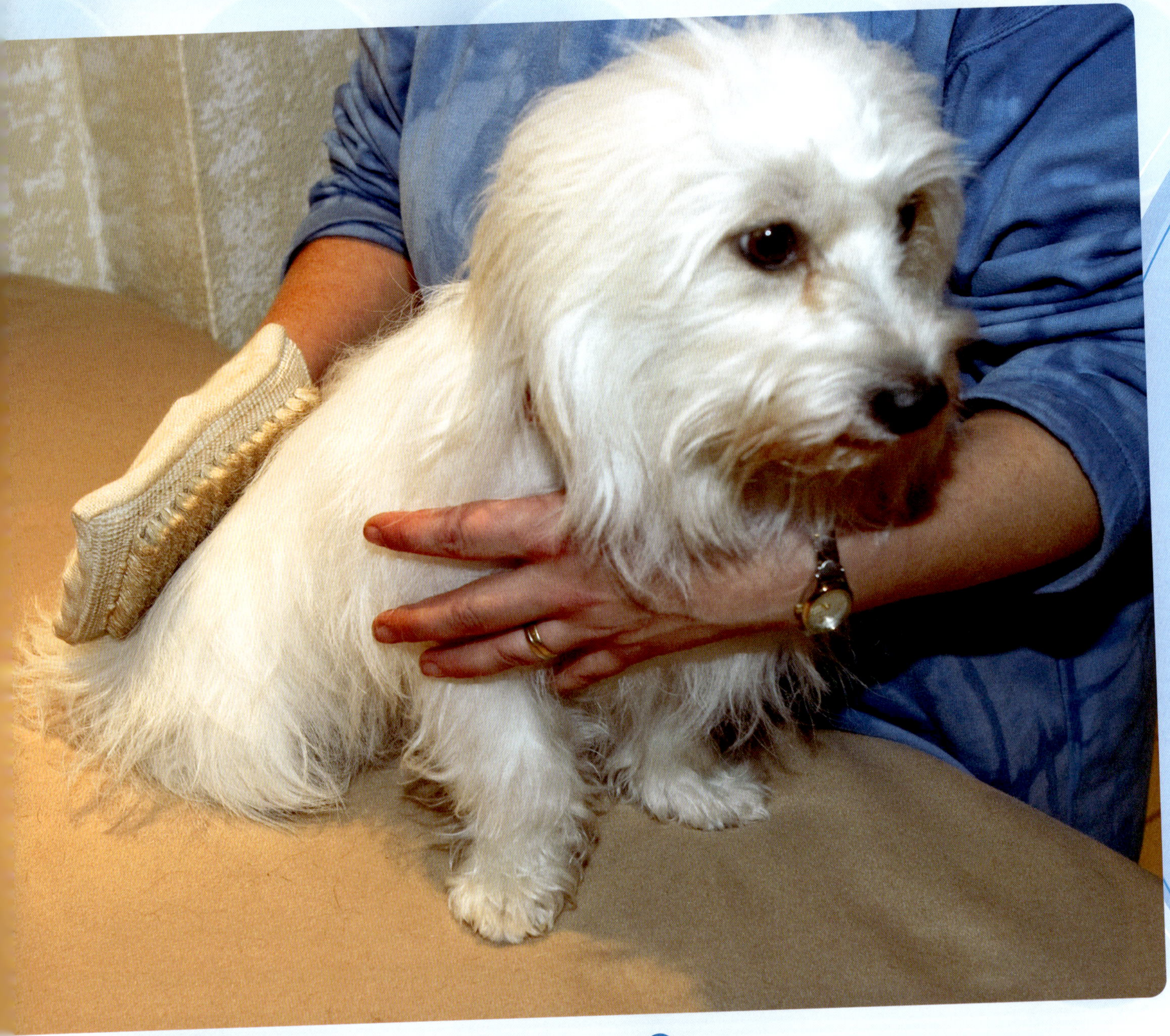

Die Bürstenmassage ist ideal für Wellness zwischendurch.

Zehn berührende Tipps

- Massage ist die Kunst der achtsamen Berührung.
- Ausstreichungen werden mit sanftem Druck immer in Fellwuchsrichtung durchgeführt.
- Rollungen sind sehr entspannend und wirken beruhigend.
- Zirkelungen wirken intensiv in der Muskulatur.
- Schüttelungen entspannen und lockern den gesamten Körper unseres Vierbeiners.
- Eine Wellnessmassage kann mit entspannenden Duftaromen verschönert werden.
- Die Slumbermassage berührt und beruhigt Körper und Seele.
- Die sanften Berührungen an Kopf und Ohren sind eine wunderbare Ergänzung anderer Wellnessmethoden.
- Die Slumbermassage verbessert das Körpergefühl.
- Die Bürstenmassage ist gut geeignet für kurze Wellnessmomente zwischendurch.

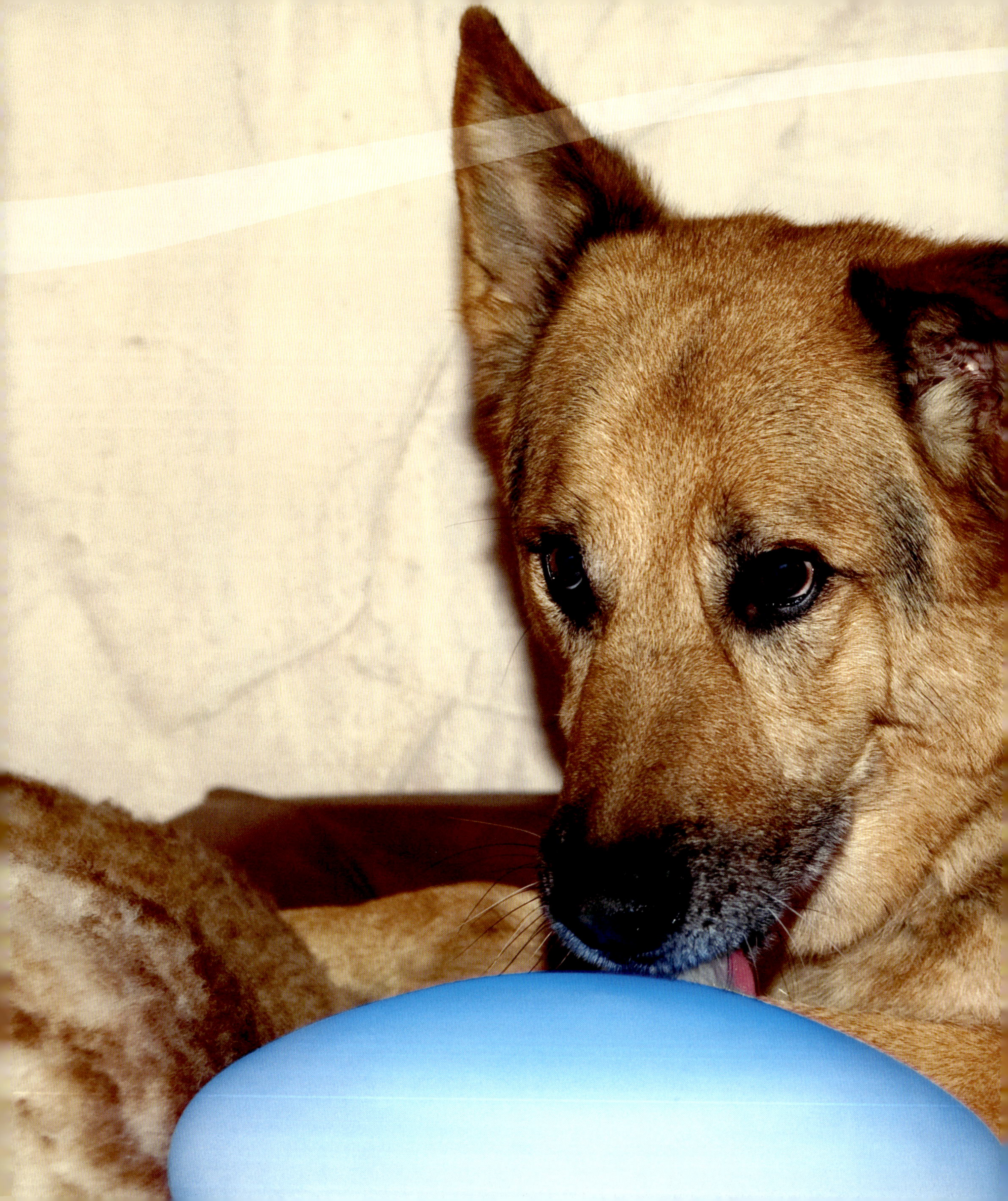

Farbenspiel – die beruhigende Wirkung auf die Sinne

Was sind Farben? Farben beherrschen unsere ganze Welt, unseren Alltag, unsere Sinne. Sie sind für uns so normal, dass wir sie nur selten bewusst wahrnehmen. Können Sie spontan Ihre Lieblingsfarbe benennen? Wissen Sie, ohne zu zögern, in welcher Farbe Sie sich am wohlsten fühlen? Meiden Sie bestimmte Farbtöne, weil diese Sie melancholisch und bedrückt machen? Farben sind in unserem Zuhause, an unserer Arbeitsstelle, in unseren Mahlzeiten, im Straßenverkehr und in der Natur reichlich vertreten.

Unsere Welt ist farbig. Schauen Sie sich um und nehmen Sie die Farben in all ihren Schattierungen einmal bewusst wahr.

Auch Redensarten sind farbig geprägt. Schauen Sie vor lauter Verliebtheit durch eine rosa Brille? Oder sehen Sie rot vor Wut, sind gelb vor Neid oder ärgern sich gerade schwarz?

Jede Farbe assoziiert ein zugehöriges Verhalten, hat eine Bedeutung auf unsere Sinne und unser seelisches und körperliches Empfinden.

Farbtöne wirken unterschiedlich auf Körper, Geist und Seele.

Finden Sie heraus, welche Farbe Sie persönlich am meisten anspricht. In welcher farbigen Kleidung fühlen Sie sich am wohlsten? Denken Sie an wunderschöne Erlebnisse. Welche Farben waren dabei vorherrschend? Mit welchen Tönen assoziieren Sie Ruhe, Wellness und Gemütlichkeit? Mit nur wenigen Handgriffen und kleinem Geld können Sie schnell eine behagliche Atmosphäre mit Farben schaffen und Ihr Zuhause auf besondere Weise verschönern.

Farbenlehre

Farben werden in warme und kalte Töne unterteilt. Zu den warmen Farben zählen Gelb, Rot und Orange. Kalte Farbtöne sind Blau, Türkis und Violett.

Bereits Johann Wolfgang von Goethe beschäftigte sich viele Jahre mit der Theorie der Farben. 1810 erschuf er seinen Farbkreis, der auch heute noch uneingeschränkt Gültigkeit hat. Goethes Farbkreis beinhaltet die drei Grundfarben Rot, Blau, Gelb und deren Mischfarben Orange, Violett und Grün.

Gelb und Orange zählen zu den hellen und warmen Farben der Plusseite, Violett und Blau zu den dunklen, kalten Farben der Minusseite. Rot kann, je nach Färbung, beiden Seiten zuzuordnen sein. Grün dagegen ist neutral und ist als die ausgleichende Mitte aller Farbtöne zu betrachten.

Jeder Farbe sind bestimmte Bedeutungen und Eigenschaften zugeordnet. Neben Ihrem individuellen Geschmack und Ihren Bedürfnissen können Sie nach diesen Farbtheorien den optimalen Farbton für sich selbst und Ihren Vierbeiner herausfinden.

Farben und ihre Wirkungen

Gelb ist die Farbe der Sonne und des Lebens. Dieser Farbton hilft gegen Traurigkeit und hält geistig wach und aktiv. Zur Wellnessstunde mit Ihrem Hund sollten Sie Gelb vorsichtig einsetzen. Als Wandfarbe in Arbeitsräumen, in denen Sie auch mit Ihrem Vierbeiner trainieren, ist es ideal.

Ein fröhliches **Orange** heitert auf und aktiviert. Ein warmes Aprikot-Orange dagegen ist die optimale Wandfarbe für unseren Raum der Sinne. Es entspannt und vermittelt ein Gefühl der Geborgenheit. Dieser Farbton ist ideal für ängstliche Tiere oder Hunde aus zweiter Hand mit unschöner Vergangenheit.

Rot ist die Farbe der Liebe, im Mittelalter galt sie aber als teuflisch. Schon kleine Kinder lernen: Rot ist eine Warnfarbe. Die rote Ampel signalisiert Stopp. Viele rote Beeren und Früchte in heimischen Wäldern sind ungenießbar. Rote Raumfarben sind stark anregend und können Aggressionen fördern. In unseren heimeligen Wellnesszeiten sollten wir daher leuchtende Rottöne außen vor lassen. Eine warme, dunkelrote Kuscheldecke dagegen bereitet eine behagliche Atmosphäre.

Braun ist eine Mischfarbe aus Grün und Orange. Braune Sitzmöbel, Teppiche und Wandanstriche sind entspannend und wirken beruhigend. Braun vermittelt ein Gefühl der Geborgenheit und Sicherheit. Es ist somit optimal für eine Raumgestaltung geeignet – ob als Wandanstrich, als braunes Lammfell, als kuschelige Decke oder als dunkel getönter Lampenschirm.

Blau ist eine entspannende, beruhigende und dämpfende Farbe. Dieser Farbton ist besonders gut für Wellnessbereiche geeignet. Auch in vielen öffentlichen Gebäuden werden Ruhezonen in Blau-Grün gehalten. Ein dunklerer Blauton beruhigt und kühlt. Hellblau wird im Volksmund mit Fernweh und Sehnsucht gleichgesetzt. Ein helles Blau wirkt sanft entspannend und mental beruhigend. Es ist ein empfehlenswerter Wandanstrich für Ruhe- und Schlafzimmer.

Grün steht für die Natur, das Leben und die Hoffnung. Grünpflanzen in der eigenen Wohnung, die grüne Wiese, diverse Schattierungen im Frühlingswald ... – Grün ist überall anzutreffen. Ein Grün mit hohem Blauanteil hat eine beruhigende Wirkung und dient der Entspannung. Grüne Farbtupfer, eine grüne Decke oder der grüne Wandanstrich harmonisieren und neutralisieren Emotionen. Vierbeiner mit erhöhter Aggressivität können sich schneller beruhigen.

Weiß und **Schwarz** zählen nicht zu den Farben im eigentlichen Sinne und kommen in der Farbtherapie nicht oder nur sehr selten zum Einsatz. Weiß steht für Unschuld und Reinheit. Hierzulande und im afrikanischen Volksglauben ist es die Abwehrfarbe gegen böse Einflüsse. Weiße Wandanstriche und weiße Kleidung sollten immer mit Farbtupfern kombiniert werden, um die Umgebung aufzulockern und Heiterkeit hineinzubringen. Schwarz gilt als die Farbe der Verneinung. Schwarz steht für Trauer und Tod, Nacht und Schatten.

Türkis als Tipp

Ein Tipp für Redner, Sänger und Computermenschen: Türkis fördert die Ausdrucksfähigkeit und Kreativität. Es verbessert die Fähigkeiten von Sprechern und Sängern. Probieren Sie es aus – zum Beispiel mit einem türkisfarbenen Halstuch oder einem Farbtupfer am Arbeitsplatz.

Was sieht der Hund?

Noch bis vor einigen Jahren ging man davon aus, dass Hunde nur Graustufen und keine Farben erkennen können. In speziellen Untersuchungen und Analysen wurde 1989 durch die drei Forscher Neitz, Geist und Jakobs festgestellt, dass auch unsere Hunde ihre Umwelt farbig wahrnehmen. Ihr Farbspektrum ist allerdings im Vergleich zu unserem nicht so stark ausgeprägt.

Wir Menschen können fast immer alle Farben wie Blau, Rot, Gelb und deren Mischfarben erkennen. Auch Grüntöne, eine Mischung aus Gelb und Blau, werden von den meisten Menschen wahrgenommen. Unsere Hunde dagegen haben eine Form der Rot-Grün-Blindheit: Rote Objekte erscheinen gelb, grüne eher farblos. Blindenführhunde erkennen daher auch nicht die Ampelphasen in Farbe, sondern beachten noch unterschiedliche Helligkeiten und Beleuchtungen.

Wir Menschen sind zwar unseren Hunden hinsichtlich Farbsehen und Sehschärfe weit voraus. Das Auge unseres Vierbeiners reagiert dagegen wesentlich empfindlicher auf Licht und Bewegungen.

Sichtbares Farbspektrum des Menschen.

Sichtbares Farbspektrum des Hundes.

In grauer Vorzeit war unser Hund ein dämmerungsaktiver Jäger. Ein Farbsehen war hier nicht besonders erforderlich. Viel wichtiger waren ein guter Umgang mit verschiedenen Lichtverhältnissen und das Erkennen von flüchtender Beute.

Die Augen unserer Vierbeiner können fantastisch mit verschiedenen Lichtverhältnissen umgehen. Auch das Erkennen von Bewegungen ist sehr gut entwickelt.

Anwendungsgebiete beim Hund

Eine Farbtherapie ist bei allen Hunden möglich. Die gemütliche Wellnessstunde kann so noch intensiver und ruhiger gestaltet werden. Wichtig ist, dass auch Sie sich wohl und behaglich fühlen. Testen Sie ruhig verschiedene Farbtöne zusammen mit Ihrem vierbeinigen Freund.

Hyperaktive, gestresste und nervöse Hunde werden ruhiger und gelassener, wenn auch ihr Mensch sich besser entspannen kann. Vergessen Sie nicht: Ihre Ruhe überträgt sich in hohem Maße auf Ihr Tier!

Bringen Sie Farbe in Ihr Heim. Ihre Ruhe und Gelassenheit übertragen sich auf Ihren Vierbeiner. Der hyperaktive, nervöse oder ängstliche Hund wird sich besser entspannen und fallen lassen können.

Wirkungen

Der Einsatz von Farben in der gemeinsamen Wellnessstunde soll uns und unseren Vierbeiner entspannen und beruhigen. Einige bekannte Farbtherapeuten setzen Farben auch bei körperlichen Erkrankungen von Hunden und anderen Tieren ein – und dies mit beachtlichen Erfolgen.

In diesem Buch möchte ich mich aber auf die gemütliche und beruhigende Wirkung von Farben beschränken und versuchen, Ihr Interesse an diesem Thema zu wecken.

In wissenschaftlichen Untersuchungen wurde festgestellt, dass die Haut Farbschwingungen aufnehmen und in den Körper weiterleiten kann. Besonders gut ist dies in Bereichen der Akupunkturpunkte möglich.

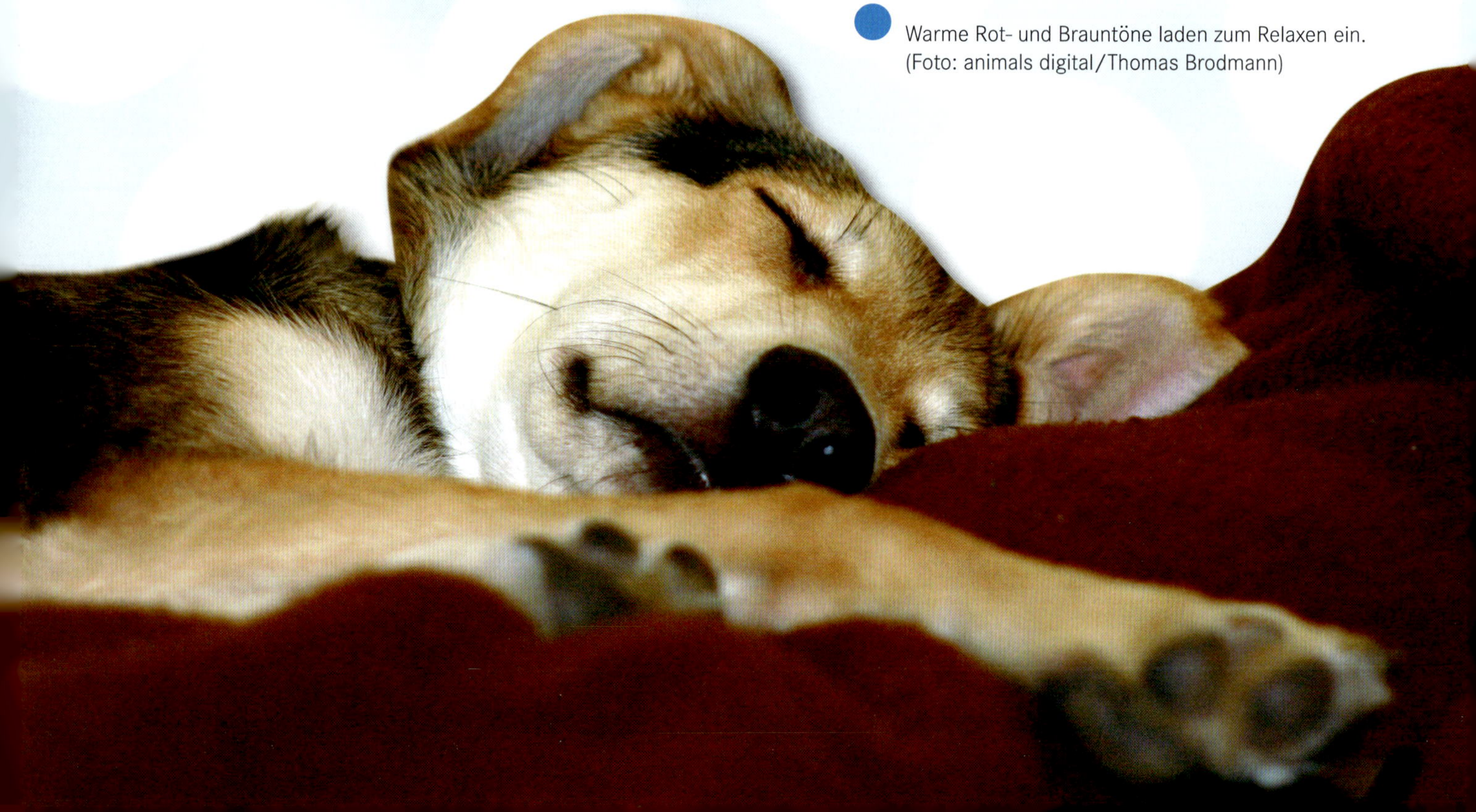

Warme Rot- und Brauntöne laden zum Relaxen ein. (Foto: animals digital/Thomas Brodmann)

Gegenanzeigen

Die Anwendung von Farben hat keine Gegenanzeigen. Hier steht die Individualität des Hundes im Vordergrund. Wie auch bei dem Einsatz von ätherischen Ölen sollten Sie testen und ausprobieren, bei welchem Farbton Ihr vierbeiniger Liebling am besten entspannen kann. Wenn Ihr Hund sichtbar zur Ruhe kommt oder sogar einschläft, ist dies ein Zeichen dafür, dass Sie die ideale Farbe ausgewählt haben.

Innerhalb einer Wellnessstunde sollten allerdings nicht zeitgleich warme und kalte Farben eingesetzt werden.

Die Farbtherapie hat keine speziellen Gegenanzeigen. Vorlieben und Abneigungen Ihres Hundes stehen im Vordergrund.

Praktische Tipps zur Durchführung

Wie für alle anderen Wellnessmethoden sollten Sie wieder viel Zeit, Ruhe und Geduld mitbringen. Ihr Raum der Sinne sollte leicht abgedunkelt sein. Grelles Sonnenlicht beeinträchtigt die Intensität der Farben.

Ihr Hund kann Farben erkennen, wenn auch nicht so intensiv wie wir Menschen. Achten Sie deshalb auf seine Vorlieben und Abneigungen. Probieren Sie verschiedene Farbtöne aus und führen Sie parallel dazu andere Wellnessmethoden durch, wie eine sanfte Massage oder eine Atemtherapie.

Oder machen Sie es sich einfach zusammen mit Ihrem Hund gemütlich. Trinken Sie eine heiße Tasse Tee, kuscheln Sie sich gemeinsam in die dicke Wolldecke und beobachten Sie, wie die gewählten Farben auf Sie und Ihren Vierbeiner wirken.

Die einfachste Möglichkeit, Farbe in Ihr Leben zu bringen, sind bunte Kissen, Vorhänge, Decken und Grünpflanzen. Schon dadurch zaubern Sie ein behagliches Raumklima.

Lassen Sie Ihrer Fantasie freien Lauf. Farbige Dekorationsgegenstände, Grünpflanzen und bunte Blumen zaubern eine wohlige, farbige Atmosphäre in Ihr Heim.

Im Handel gibt es weitere preisgünstige Möglichkeiten, Farbe in die gemütliche Stunde zu bringen: Farbige Glühlampen oder Zimmerleuchten, die verschiedene Farbspektren beinhalten,

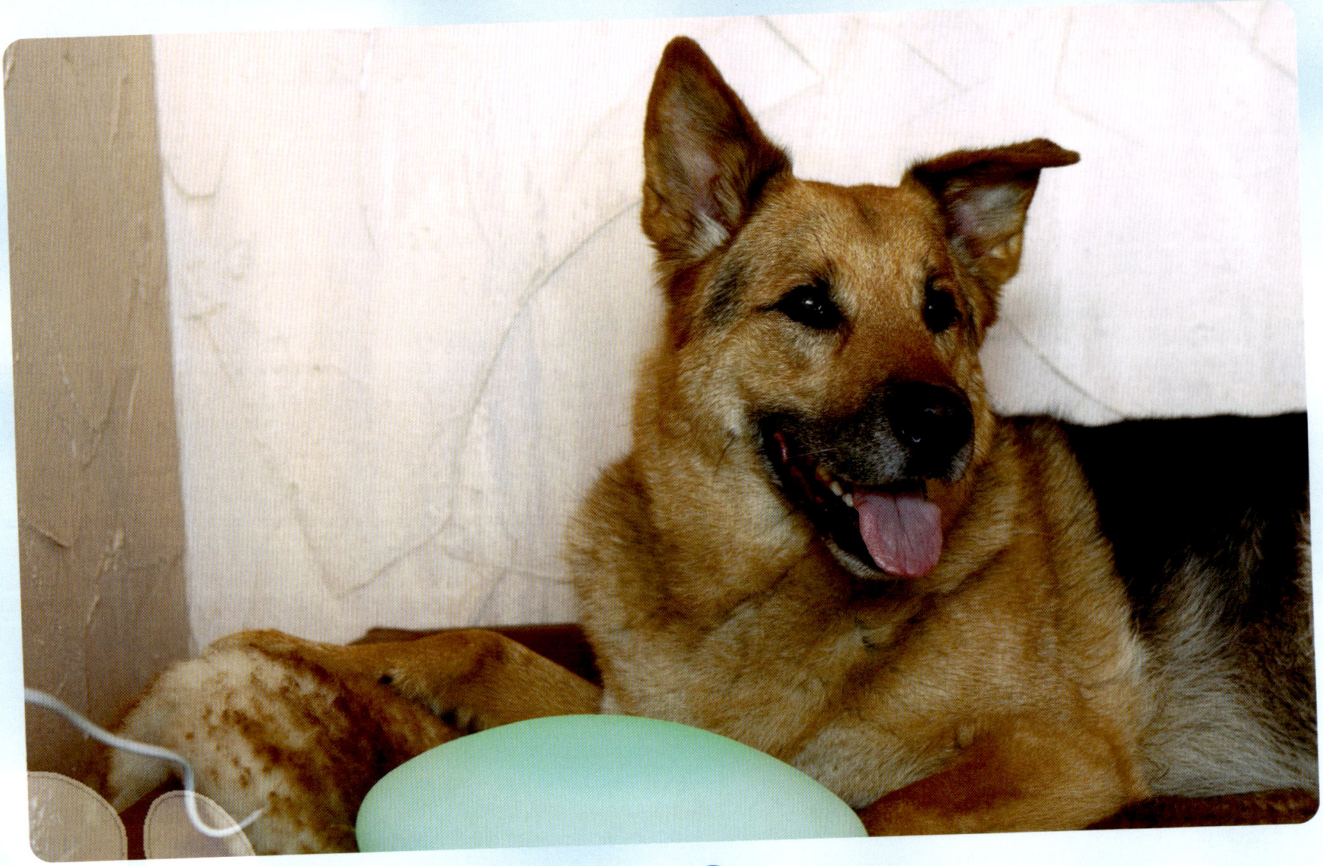

Grün wirkt harmonisierend auf Mensch und Hund.

bekommen Sie in jedem Baumarkt und in vielen Großmärkten. Zimmerleuchten produzieren auch Mischfarben, mit farbigen Glühlampen können Sie dagegen nur einzelne Farbspektren darstellen.

Eine farbige Folie, an einem Fenster mit Sonneneinstrahlung befestigt, ist eine weitere Alternative. Seien Sie offen für Neuheiten im Handel. Wellness wird nicht nur beim Hund, sondern auch bei uns Menschen groß geschrieben. Es kommen immer neue Produkte auf den Markt, die sich wunderbar in eine Wellnessstunde integrieren lassen. So gibt es beleuchtete farbige Dekokugeln, Entspannungsleuchten und sogar Kerzen mit eingebautem Farbenspiel.

Und vielleicht denken Sie ja einmal darüber nach, ob Sie bei der nächsten Verjüngungskur Ihres Zuhauses auch die Wandfarben verändern möchten.

Entwickeln Sie ein Bewusstsein für die eigenen Farbvorlieben. Nutzen Sie dies in Ihrem Alltag und auch für die Farbgestaltung Ihrer Wohn- und Arbeitsräume.

Zehn farbige Tipps

- Rot wie die Liebe – die Farbe Rot ist stark anregend und kann Aggressionen fördern.

- Gelb aktiviert und macht fröhlich. Es ist die Farbe der Sonne und des Lebens.

- Hellblau ist durch die beruhigende Wirkung die ideale Wellnessfarbe.

- Grün ist neutral und hat eine entspannende Wirkung. Allein durch gut platzierte Grünpflanzen schaffen Sie eine heimelige Atmosphäre.

- Ein warmes Aprikot-Orange ist optimal für Ihre Wellness-Oase.

- Weiß sollte immer mit bunten Farbtupfern aufgelokkert werden. Schaffen Sie Ihren Raum der Sinne trotz weißer Wände.

- Mit einer Farblampe oder farbigen Glühlampen zaubern Sie ein wunderschönes Farbenspiel.

- Eine Lampe mit wechselnden Farbtönen ist eine sinnvolle Anschaffung und verschönert Ihre Wellnesszeiten.

- Mit farbigen Dekostücken schaffen Sie eine wohlige Atmosphäre. Bunte Decken oder Kissen, farbige Vorhänge, ein braunes Lammfell oder ein unifarbener Sofaüberwurf können preiswert dazu beitragen, Gemütlichkeit herzustellen.

- Es muss nicht immer Weiß sein: Bringen Sie Farbe an Ihre Wände. Bis zur nächsten Verjüngungskur Ihrer Wohnung haben Sie Ihre individuelle Lieblings-Raumfarbe herausgefunden.

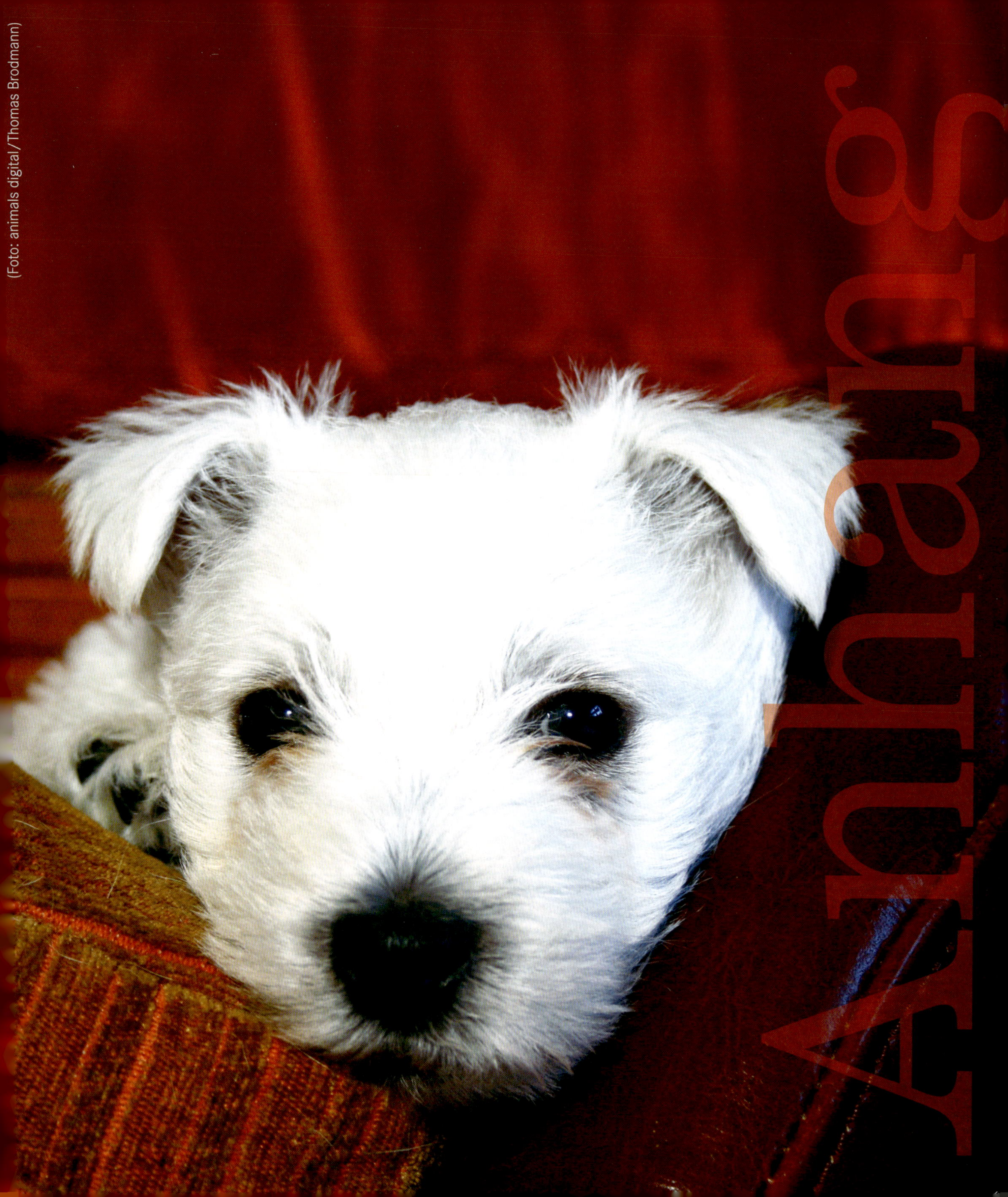

Anhang

(Foto: animals digital/Thomas Brodmann)

DANKE

Der größte Dank geht in die Vergangenheit: Meine Rottweilerhündin Lotte wurde 1994 geboren und leider nur zehn Jahre alt. Durch ihr schweres Hüftleiden bin ich schon sehr früh in den Bereich der Hundephysiotherapie eingestiegen. Aus der Humanphysiotherapie kommend, lag es nahe, diese Behandlungsmethoden auch bei unseren Hunden einzusetzen. Wohl auch bedingt durch Lottes Erkrankung gestaltete sich unser Zusammenleben besonders intensiv und war durch bedingungsloses Vertrauen geprägt.

Die Hundephysiotherapie, Massagen und Wellnessanwendungen beim Hund haben sich in den letzten Jahren in hohem Maße etabliert und zu selbstverständlichen Behandlungsmethoden entwickelt. Diese Arbeit ist für mich kein Beruf, sondern eine Berufung, ein Hobby und eine Lebensaufgabe geworden.

Nachdem die Aktivität und die Bewegung mit dem Hund modern und in aller Munde sind, habe ich mich besonders darüber gefreut, dass der Cadmos Verlag die andere Seite der Beschäftigung mit dem Hund publizieren möchte: Wellness, Entspannung und Gemütlichkeit als gemeinsames Erlebnis von Mensch und Hund.

Mein Dank geht auch an die Lektorin Anneke Bosse und an den Fotografen Dr. Jochen Becker.

Nicht zuletzt möchte ich auch den vierbeinigen Fotomodels danken: Pointer Ferdinand, Mops Carl, Schäfermix Sam, Mischlingshündin Wilma, Coton de Tulear Paula und Petit Basset Griffon Vendéen Jenny haben uns ein unbeschreiblich schönes Fotoshooting geliefert. Die ganze Gemütlichkeit hat dazu geführt, dass wir die Models regelmäßig wecken und aus ihrer Entspannung zurückholen mussten.

Die Entstehung dieses Buches hat viel Zeit und Arbeit in Anspruch genommen. Meine vierbeinigen Schätze und die beiden zweibeinigen Lieblinge hatten immer Verständnis dafür, dass es die letzten Wochen etwas „ungemütlicher" daheim war.

Weitere Infos zum Thema

- Katrin Blümchen
  Wie massiere ich meinen Hund? Leitfaden für interessierte Hundebesitzer und Fachleute
  Kirchlengern: Blümchen Verlag, 2003
- Katrin Blümchen/
  Sabine und Jochen Woßlick
  DVD Hundemassage – Deutschlands erstes Lernvideo zur therapeutischen Massage beim Hund
  Verlag für Hundephysiotherapie
- **www.hundekrankengymnastik.com**
  Internetpräsenz der Autorin mit Informationen zur Wellnesstherapie und Hundephysiotherapie
- **www.hundekrankengymnastik.com**
  1. Deutsche Ausbildungsstätte für Hundephysiotherapie – Nord
- **www.hundekrankengymnastik.de**
  1. Deutsche Ausbildungsstätte für Hundephysiotherapie – Süd
- **www.tierphysiotherapie.de**
  1. Verband für Tierphysiotherapie e.V. mit umfangreicher Therapeutendatenbank

Stichwortregister

CADMOS HUNDEBÜCHER

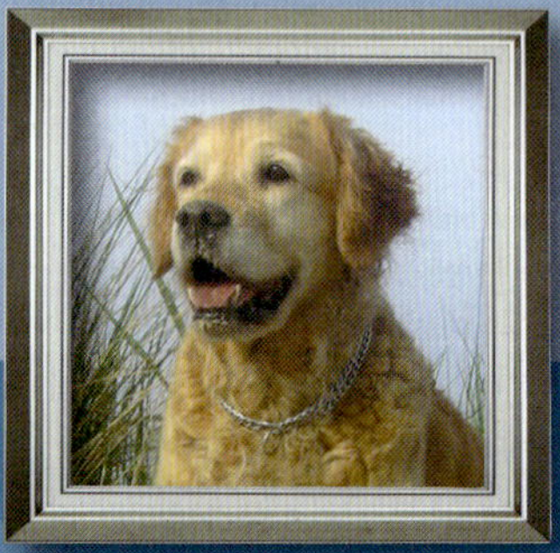

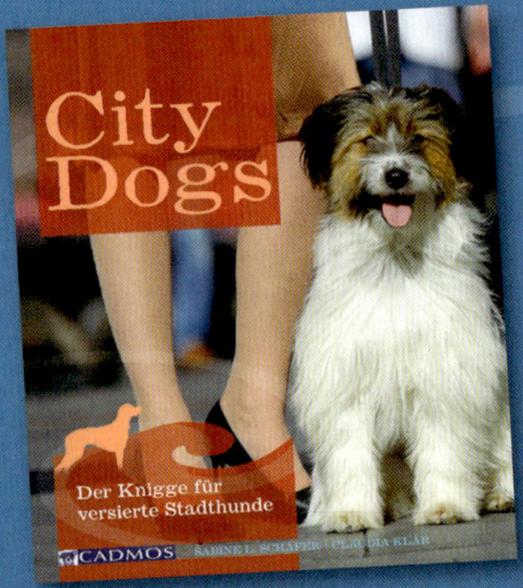

Sabine Schäfer/Claudia Klär

City Dogs

Wenn man in der Stadt lebt und einen Hund halten möchte, sind ein paar wichtige Faktoren zu beachten. Von der geeigneten Rasse bis zur stadttauglichen Hundeerziehung beantwortet dieses Buch alle Fragen, die sich stellen, wenn man den Lebens- und Umweltbedingungen einer Stadt ausgesetzt ist. Der Leser erfährt außerdem, wie sein Hund zu einem guten Begleiter wird, mit dem man zufrieden in der Stadt leben kann.

96 Seiten · broschiert mit Klappen
ISBN 978-3-86127-869-6

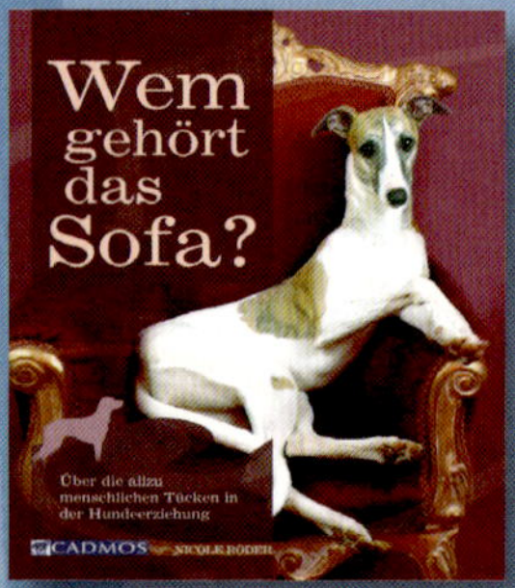

Nicole Röder

Wem gehört das Sofa?

Warum wird aus dem acht Wochen alten süßen Welpen, mit dem man von Anfang an in der Hundeschule war, plötzlich ein „Terrorhund"? In diesem Buch werden typische Erziehungsfehler mit einem Augenzwinkern sowohl aus Menschen- als auch aus Hundesicht dargestellt und mit gut umsetzbaren Problemlösungen ergänzt.

112 Seiten · broschiert mit Klappen
ISBN 978-3-86127-761-3

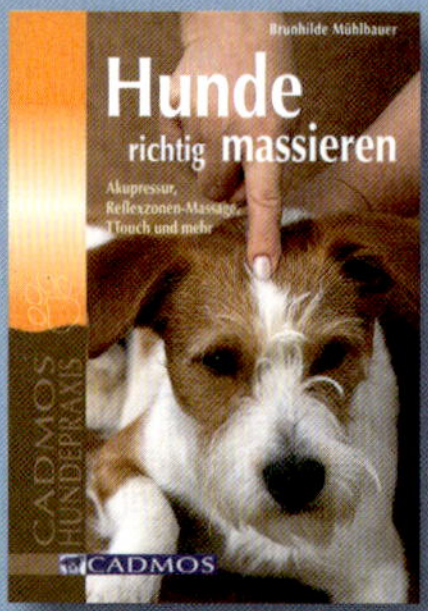

Brunhilde Mühlbauer

Hunde richtig massieren

Richtig eingesetzt können Massagen das Wohlbefinden Ihres Hundes steigern, eine Heilung beschleunigen, Störungen beseitigen un Schmerzen lindern. Dieses Praxisbuch zeigt verschiedene Methoden für eine hilfreiche und liebvolle Hundemassage.

80 Seiten · farbig · broschiert
ISBN 978-3-86127-740-8

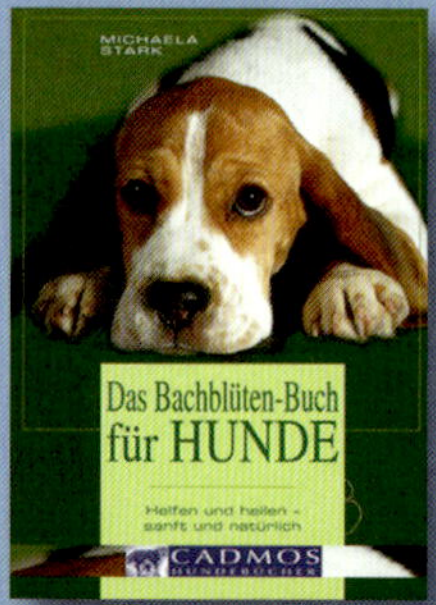

Michaela Stark

Das Bachblütenbuch für Hunde

Die bewährte Bachblütentherapie bringt Disharmonien zwischen Körper und Seele wieder in Einklang. Dieses Buch stellt die Wirkungsweise aller 38 Bachblüten vor und erläutert, welche Blüte bei welchem Problem am besten helfen kann.

112 Seiten · farbig · gebunden
ISBN 978-3-86127-774-3

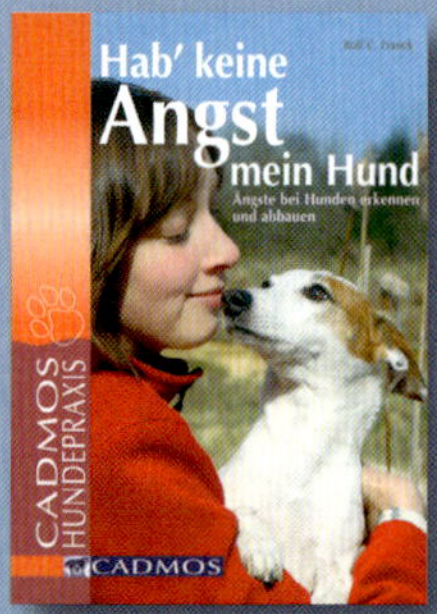

Rolf C. Franck

Hab' keine Angst mein Hund

Sehr viele Hunde haben Angstprobleme. Ihre Besitzer leiden oft mit und fühlen sich hilflos. Dieses Buch erklärt, warum manche Hunde zu Angsthasen werden, was man tun kann um ihnen zu helfen und was man besser vermeiden sollte. Es gibt Rat bei Problemen mit geringem Angstverhalten, aber auch konkrete Strategien für extreme Fälle.

80 Seiten · farbig · broschiert
ISBN 978-3-86127-760-6

Cadmos Verlag GmbH · Möllner Straße 47 · 21493 Schwarzenbek
Telefon 04151 87 90 70 · Fax 04151 87 90 7-12
Besuchen Sie uns im Internet: **www.cadmos.de**

CADMOS